DROEMER

Karl H. Beine
Jeanne Turczynski

Tatort Krankenhaus

Wie ein kaputtes System Misshandlungen und Morde an Kranken fördert

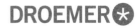

Folgende Nachnamen wurden aus persönlichkeitsrechtlichen Gründen abgekürzt, die Vornamen der betreffenden Personen teilweise anonymisiert: Claudia L., Dirk M., Thomas H., Gerhard L., Martina R., Rainer L., Irmgard L., Helga B., Rolf Z., Maik A., Hans W., Richard B., Janina R., Schwester Gertrud, Alfred D.

Besuchen Sie uns im Internet:
www.droemer.de

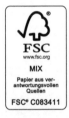

© 2017 Droemer Verlag
Ein Imprint der Verlagsgruppe Droemer Knaur GmbH & Co. KG, München
Alle Rechte vorbehalten. Das Werk darf – auch teilweise – nur mit
Genehmigung des Verlags wiedergegeben werden.
Redaktion: Heike Gronemeier
Covergestaltung: ZERO Werbeagentur, München
Coverabbildung: FinePic®, München / shutterstock
Satz: Adobe InDesign im Verlag
Druck und Bindung: CPI books GmbH, Leck
ISBN 978-3-426-27688-4

5 4 3 2 1

Gewidmet den Opfern und ihren Angehörigen und allen, die in Krankenhäusern und Heimen ihr Bestes geben, jeden Tag.

Inhalt

Einleitung
Über ein gefährlich krankes System   9

**1
Der Fall Niels H.**   23
Ein Zeitungsartikel mit Folgen   23
Vom Helfer zum Täter   28
Die juristische Aufarbeitung   51

**2
Vom gemeinnützigen Krankenhaus
zum gewinnorientierten Unternehmen**   58
Fallpauschalen und optimaler »Case-Mix«   59
Kürzungen an der falschen Stelle   63
Im Abrechnungswahn   71
In der Medizinfabrik   86
Wohin mit Fehlermeldungen?   96

**3
Gewalt gegen Schutzbefohlene**   111
Wenn Arbeit unzufrieden macht   113
Kranke Helfer   120
Tödliche Konsequenzen   125

4
Mord in der Klinik 130
Der Fall Martina R. 137
Der Fall Rainer L. 145
Problemfall Arbeitszeugnis 163

5
Plädoyer für eine Systemkorrektur 167
Forderung 1: Bessere Ausbildung 172
Forderung 2: Begleitung im Arbeitsalltag 180
Forderung 3: Konfliktmanagement und Coaching 183
Forderung 4: Neue Fehlerkultur 186
Forderung 5: Schluss mit »Mengenausweitung«
und »Arbeitsverdichtung« 198
Forderung 6: Klasse statt Masse 202
Forderung 7: Wehrt euch! 210

6
Plädoyer für eine andere Medizin 214

Anhang
Anmerkungen 229
Literaturverzeichnis 238
Dank 251

Einleitung:
Über ein gefährlich krankes System

Wenn wir krank werden, dann sind wir auf Hilfe angewiesen. Niemand kann sich den Herzschrittmacher selbst einsetzen, das kaputte Bein schienen oder den Wundverband eigenhändig anlegen. Wir brauchen dafür Unterstützung. Durch Ärzte oder Pflegekräfte.[1] Im Falle einer Erkrankung oder längeren Pflegebedürftigkeit gehen wir in ein Klinikum oder ein Heim. Wir tun das, weil wir uns dort Hilfe erwarten. Wir wollen erfahren, was wir haben, wie es behandelt werden kann und ob es uns nach beendeter Therapie wieder gut gehen wird. Wenn wir selbst nicht dazu in der Lage sind, soll man uns waschen, uns kämmen, beim Anziehen und Zähneputzen helfen und beim Essen unterstützen. Wenn wir den Notfallknopf am Bett drücken, soll schnell eine Pflegekraft kommen und nicht erst nach zwanzig Minuten genervt in der Tür stehen. Wir möchten liebevoll umsorgt, kompetent behandelt und gepflegt werden. Und als Betroffene wie auch als Angehörige möchten wir immer bestens darüber informiert werden, was uns oder unseren Liebsten fehlt. Wir möchten, dass sich jemand Zeit nimmt, uns die medizinischen Zusammenhänge zu erläutern, und dass jemand ein offenes Ohr für unsere Sorgen oder die unserer Angehörigen hat.

So weit die Wunschvorstellung. Mit der Realität in deutschen Krankenhäusern und Heimen hat das leider wenig zu tun. Ärzte und Pflegekräfte agieren an der Belastungsgrenze, der Patient ist kaum noch Mensch mit Bedürfnissen, sondern Fallzahl und damit Wirtschaftsfaktor für die jeweilige Einrichtung. Es fehlt an Zeit und Personal für eine angemessene und vor allem menschenwürdige Pflege. Die Folgen sind dramatisch: In deutschen Krankenhäusern und Heimen sterben täglich Menschen – und zwar nicht etwa, weil ihre Erkrankung tödlich wäre oder sie an Altersschwäche gelitten hätten. Nein, sie sterben durch ärztliche Fehleinschätzungen, falsche Medikamente und Therapien oder überlastetes Personal, das Fehler macht oder notwendige Pflegemaßnahmen unterlässt.

Es gibt aber noch einen weiteren, sehr erschreckenden Grund: Menschen sterben in deutschen Krankenhäusern und Heimen, weil Mitarbeiter nachhelfen, weil Mitarbeiter töten. Und das tausendfach.

Bisher scheint das niemanden groß zu interessieren, es sei denn, es werden ganze Tötungsserien aufgedeckt, wie zuletzt in Oldenburg und Delmenhorst. Dann heißt es jedoch schnell: Das ist ein krasser Einzelfall, das ist doch kein Systemfehler, einen Psychopathen wird man niemals aufhalten können.

Eine neue Untersuchung der Universität Witten-Herdecke aus dem Herbst 2015 liefert allerdings Daten, die das Bild des Einzeltäters ins Wanken bringen: Tatsächlich gibt es deutlich mehr Tötungsdelikte in Krankenhäusern und Heimen als bisher angenommen.

An der Studie zur Arbeitssituation in medizinischen und pflegerischen Berufen beteiligten sich 5055 Personen, darunter Gesundheits- und Krankenpfleger, Altenpfleger und Ärzte. Gemessen an der Gesamtzahl aller, die in diesem Bereich arbeiten, ist das nicht viel, die Studie ist also nicht repräsentativ, bietet aber ausreichend Einblicke für eine qualifizierte Kalkulation.

Die Teilnehmer erhielten einen Fragenkatalog, der sorgfältig konzipiert werden musste, damit er nicht sofort auf Ablehnung stößt. Denn Gewalt in Kliniken und Heimen, zumal, wenn sie unter Umständen tödlich verläuft, ist ein schwieriges und sensibles Thema. Deshalb wurde beispielsweise nicht gefragt: »Haben Sie schon einmal einen Patienten getötet?« Sondern: »Haben Sie selbst schon einmal aktiv das Leiden von Patienten beendet?« Oder auch: »Haben Sie in den vergangenen zwölf Monaten schon einmal von einem oder mehreren Fällen gehört, dass jemand das Leiden von Patienten aktiv beendet hat?«

Diese Art zu fragen führt dazu, dass man mehr erfährt, wenngleich Fragen und Antworten einen gewissen Interpretationsspielraum bieten. Wenn jemand angibt, das Leben eines Patienten »aktiv beendet« zu haben, können sich sehr unterschiedliche Tötungsdelikte dahinter verbergen: Tötung auf Verlangen, Totschlag, Mord, Tod durch unterlassen. Die Antworten lassen auch keinen Rückschluss darauf zu, ob es sich um eine Einzeltat oder um eine Serie handelt. Dennoch sind solche Angaben wichtig, wenn wir mehr wissen wollen über Gewalt und Tötungen in Kliniken und Heimen. Wir können uns schließlich nicht nur auf die Aussagen bereits überführter Täter stützen. Es geht um jene, die selbst Gefahr laufen, zum Täter zu werden, und um jene, die eine solche Tat in ihrem Umfeld für möglich halten oder beobachtet haben.

Wenn sich Mitarbeiter des Gesundheitswesens bereit erklären, mittels eines solchen Fragebogens zu reden, ist das ein wichtiger Schritt, denn die Dunkelziffer dürfte in diesem tabubeladenen Bereich enorm hoch sein. Üblicherweise wird sie bei unentdeckten Verbrechen zwischen minimal eins zu drei und maximal eins zu sechs angegeben.[2] Vieles spricht dafür, dass die Dunkelziffer von Tötungen in Kliniken und Heimen weit größer ist.[3] Nirgendwo – so könnte man meinen – sollten Verbrechen unwahrscheinlicher sein als in diesen Schutzräumen, in die wir uns begeben, wenn wir Hilfe brauchen. Wir erwarten weder von Ärzten noch von Pflegern, dass uns Schaden zugefügt wird. Nirgendwo ist unsere Arglosigkeit größer als gegenüber Kliniken und Heimen und den Menschen, die dort arbeiten. Unsere Arglosigkeit wird dadurch gestärkt, dass in solchen Einrichtungen auch unter natürlichen Umständen sehr häufig gestorben wird. Die Statistik für das Jahr 2015 listet 925 239 Sterbefälle in Deutschland auf[4], 31 Prozent davon (286 825) ereigneten sich in Heimen und 46 Prozent (425 609) in Krankenhäusern.[5]

Bei der Auswertung der Fragebogen kamen Zahlen heraus, die Angst machen: Die Hälfte aller Befragten wusste von Fällen zu berichten, in denen Patienten oder Bewohner während eines Zeitraums von zwölf Monaten verbal angegangen oder beschimpft wurden. 3,8 Prozent der Beteiligten aus den pflegerischen Berufen (164 Personen) hatten davon gehört, dass innerhalb eines Jahres an ihrem Arbeitsplatz das Leben von Patienten aktiv beendet worden sei. Immerhin 1,5 Prozent (65 Personen) aus dem Bereich Pflege gab an, das Leiden von Patienten selbst schon aktiv beendet zu haben. Bei den Ärzten waren es 3,4 Prozent.

Rechnet man diese Zahlen auf die Gesamtheit aller in Deutschland tätigen Ärzte und Pflegekräfte in Krankenhäusern und Heimen[6] hoch, würde sich folgendes Bild ergeben: Allein zwischen Oktober 2014 und Oktober 2015 könnte es in deutschen Krankenhäusern zu 14 461 Tötungen gekom-

Einleitung: Über ein gefährlich krankes System

men sein. Machte man die gleiche Rechnung für Heime auf, dann kämen noch einmal 6857 Tötungen hinzu. Wir reden also über mehr als 21 000 Opfer – in nur einem Jahr. Zum Vergleich: Im Straßenverkehr kommen jedes Jahr etwa 3500 Menschen ums Leben, das ist gerade Mal ein Sechstel.

Doch damit nicht genug: Die Zahlenbasis legt nahe, dass fast 40 000 ärztliche oder pflegerische Mitarbeiter schon einmal davon gehört haben, dass das Leben eines Patienten aktiv beendet wurde. Das ist ein gewichtiges Indiz dafür, dass in Kliniken und Heimen Tötungshandlungen und auch Tötungsserien häufiger sind als bisher angenommen. Die Dunkelziffer liegt vermutlich noch höher.

Taten, begangen von Pflegemitarbeitern und Ärzten, denen das Unrechtsbewusstsein verloren gegangen scheint und die sich teilweise sogar im Recht fühlen. Die überfordert sind, wenn es um Mitmenschlichkeit geht, die die tägliche Konfrontation mit Leiden und Sterben nicht mehr aushalten, die von einem auf ökonomische Effizienz getrimmten System kaputt gemacht werden – und die am Ende richtig gefährlich werden können für diejenigen, die sich hilfesuchend an sie gewandt haben.

Wenn man sich die Psychogramme von Serientätern aus Kliniken und Heimen ansieht, stellt man fest, dass das Bild des krankhaften Psychopathen zu kurz greift. Es sind oft ganz normale Menschen, die mit der Zeit ein Gefühl des Ausgebrannt-Seins, der Verunsicherung und Überforderung entwickelt haben. Die ihre Empathiefähigkeit verloren und durch Zynismus und Brutalität ersetzt haben. Selbstverständlich wird nicht jeder zum Mörder oder Gewalttäter, der von seiner Arbeit im Krankenhaus oder im Heim überfordert ist. Aber die Arbeitsbedingungen in diesen Einrichtungen begünstigen den Umstand, dass es auch nicht mehr auffällt, wenn ein Mitarbeiter langsam entgleist und abdriftet. Wenn Ärzte und Pflegedienstleiter sagen, sie wüssten genau, wer aus ihrem Team an seinen Grenzen agiert, hätten aber keine Ahnung, mit wem sie darüber reden sollten, dann haben wir ein strukturelles Problem in unserem Gesundheitssystem.

Es ist ein Problem, das uns alle interessieren sollte, denn früher oder später werden auch wir in Einrichtungen landen, in denen wir auf die Hilfe anderer angewiesen sind. Das Problem sollte auch und vor allem die Politik interessieren, die in den kommenden Jahren endlich aktiv auf den Pflegenotstand reagieren muss. Und zwar, indem sie das Geld, das in unser Gesundheitssystem fließt, umverteilt. Zulasten eines gigantisch aufgeblähten Verwaltungsapparats und zugunsten einer größeren Personaldecke in Kliniken und Heimen. Zugunsten einer besseren Ausbildung der dort tätigen Menschen. Und zugunsten einer regelmäßigen auch psychologischen Unterstützung und Begleitung der dort arbeitenden Menschen. All das sind Voraussetzungen für eine Medizin, die sich in den Dienst ihrer Patienten stellt.

Damit wir uns richtig verstehen: Krankenhäuser sind keine Sehnsuchtsorte. Alten- und Pflegeheime auch nicht. Das müssen sie auch nicht werden. Wir gehen dorthin, weil wir müssen. Wir geben unsere Angehörigen in andere Hände, weil wir selbst die Pflege nicht übernehmen können. Deshalb vertrauen wir den Menschen, die in solchen Eichrichtungen arbeiten. Wir verlassen uns darauf, dass ein Arzt weiß, was er tut. Wir gehen auch davon aus, dass Pflegemitarbeiter wissen, was zu erledigen ist, und dass sie dies mit Respekt und Empathie tun. Wir gehen nicht davon aus, in einer Klinik oder einem Heim einem Tötungsdelikt zum Opfer zu fallen. Ein Mann, dessen Vater in einer Klinik im Allgäu getötet wurde, sagte uns im Gespräch: »Mir wäre es lieber gewesen, wir hätten die Umstände nie erfahren.«

So, wie wir unsere Kinder in Krippen und Kitas dem erzieherischen Personal anvertrauen, so machen wir das auch in der Medizin oder in der Pflege. Das deutsche Gesundheitssystem gilt dabei als eines der besten der Welt. Noch. Denn das System ist marode. Es geht kaputt, langsam, schleichend, aber zielsicher. Das vorhandene Geld kommt nicht in der direkten Patientenversorgung an. Ein Schritt zieht dabei den nächsten nach sich: Es gibt zu wenig Personal; und dessen Arbeitskraft und Zeit muss auf zu viele Patienten verteilt werden. Es bleibt nur noch Zeit für die Grundpflege, keine Zeit mehr für Gespräche mit Patienten und Angehörigen. Wenn es gar nicht mehr anders geht, werden Betten gesperrt. Und wenn das auch nicht mehr ausreicht, werden ganze Stationen dichtgemacht.

Die Folgen merken vor allem: wir. Patienten und Angehörige, also all jene, die ein Krankenhaus oder ein Altenheim brauchen. Die Folgen sind unübersehbar, wenn Ärzte so überlastet sind, dass kein Gespräch mehr möglich ist. Wenn Oma und Opa eine Stunde vor dem Mittagessen sitzen gelassen werden, weil keiner Zeit hat, ihnen beim Essen zu helfen. Und sie sind ebenso unübersehbar, wenn in der Eile der Blutdrucksenker mit dem Herz-Rhythmus-Medikament verwechselt wurde. Was Angehörigen indes oftmals verborgen bleibt, ist, wenn Ärzte oder Pflegekräfte mit ihren Patienten unfreundlich umgehen, Gespräche abblocken, anfangen, sie zu beschimpfen. Wenn schon mal fest zugepackt wird, geschubst oder an den Haaren gezogen wird. Manches passiert unabsichtlich, vieles ist durch Überlastung zu erklären. Aber einige Vorfälle können nur deshalb geschehen, weil das System Wegschauen begünstigt. Und weil es die Menschen, die in diesem System arbeiten, dazu zwingt, andere Schwerpunkte zu setzen. So fällt inzwischen das früher obligatorische Mitarbeiterfrühstück beim Schichtwechsel häufig weg, weil Pflegekräfte die Dokumentation erledigen müssen. Teambesprechungen finden nur noch zwischen Tür und Angel statt, weil im streng durchgetakteten Alltag dafür keine Zeit eingeplant ist. Pflegekräfte und Ärzte hetzen von Patient zu Patient, immer bedacht darauf, dass die Liegezeiten nicht überschritten werden, dass die Station optimal belegt ist, dass der »Case-Mix« stimmt und Geld in die Krankenhauskassen kommt. Denn darum geht es mittlerweile vor allem. Die optimale medizinische oder pflegerische Versorgung spielt schon lange nicht mehr die Hauptrolle in diesem System. Ein Pflegemitarbeiter sagt: »Es geht nicht mehr um den Patienten, sondern es geht um abrechenbare Leistung und um Geld.«

Längst haben in den Einrichtungen die kaufmännischen Direktoren das Ruder übernommen. Viele von ihnen führen – unbelastet von pflegerischen oder medizinischen Gegebenheiten und fern von den Patienten – Kliniken und Heime nach den Gesetzen des Marktes. Dementsprechend wird gemacht, was Geld bringt, nicht, was medizinisch sinnvoll ist. So erklärt sich auch, dass in kaum einem anderen Land Patienten so oft im Krankenhaus behandelt werden wie in Deutschland. Wir sind weltweit führend bei Herz-Kreislauf-Behandlungen und beim Einsetzen künstlicher Hüften. Doch während die Zahl der stationären Behandlungen vor allem in den Bereichen gestiegen ist, die eigenwirtschaftlichen Gewinn versprechen, wurden gleichzeitig während der letzten Jahre allein in der Pflege etwa 50 000 Stellen in deutschen Krankenhäusern gestrichen.[7] Dennoch hört man immer wieder, dass in den Kliniken noch »Effizienzreserven« vorhanden seien, man müsse nur die Prozesse optimieren und die Ressourcen voll ausschöpfen. Konkret heißt das: Immer mehr Patienten in immer kürzerer Zeit, immer mehr Bewohner in den Heimen bei immer weniger Helfern.

Das ist gefährlich, das macht krank. Es braucht Zeit, um den einzelnen Menschen kennenzulernen, ihn sorgfältig zu beobachten, seine Bedürfnisse zu erforschen und Vertrauen herzustellen. Das sind wichtige Faktoren, um gesund zu werden oder die letzte Lebensphase gut gestalten zu können. Medizin ist heute standardisiert und katalogisiert – alles festgehalten in einem dicken Wälzer mit Prozeduren und Fallpauschalen. Diese Kategorien beschreiben Zustände von Patienten, aber keine Bedürfnisse. Bedürfnisse lassen sich nicht in einem Maßnahmenkatalog klassifizieren. Und Zeit im Sinne von Zuwendung ist etwas, das in diesen Kategorien niemals auftaucht, außer in Form von Liegetagen, die bitte möglichst knapp gehalten werden sollen.

Zeit und das Erkennen von Bedürfnissen sind wichtige Grundpfeiler für eine gute Behandlung. Nur: Zeit hat inzwischen niemand mehr, der heute in einem Krankenhaus oder Heim Menschen versorgt. Die Helfer sind gehetzt, von der Uhr getrieben und vom ökonomischen Druck geleitet. Die Mitarbeiter haben nicht die Zeit, in der nötigen Ruhe ihrer Arbeit nachzugehen, geschweige denn, ihre Arbeit ausreichend zu reflektieren, auch im Austausch mit Kollegen. Der Umgang mit Sterben, mit Leid und mit Tod ist Alltag – damit sind viele allerdings überfordert. Die Arbeitsbedingungen führen dazu, dass viele Pflegekräfte und Ärzte schildern, ihre Arbeit nur noch freudlos und angestrengt zu verrichten.

Achtsamkeit im Umgang miteinander, die Kommunikation und der Austausch mit Kollegen wären aber wichtige Elemente der Psychohygiene, um die enormen Belastungen wenigstens ein bisschen abzufedern. Gleichgültigkeit kann dort entstehen, wo ein Übermaß an Anforderungen Ohnmachtsgefühle hervorruft. Nichts sehen, nichts hören, nichts sagen. Diese Abstumpfung ist gefährlich. Manche machen nur noch Dienst nach Vorschrift, viele reduzieren auf Teilzeit, einige werden krank. Wieder andere gehen innerlich auf Distanz, werden zynisch, verrohen erst sprachlich, werden mit der Zeit vielleicht körperlich aggressiv. Die Folgen tragen die Patienten, im schlimmsten Fall bezahlen sie sogar mit ihrem Leben.

Der Fall des »Todespflegers« Niels H., der im Klinikum Delmenhorst fast dreißig Menschen getötet haben soll, erhitzt derzeit die Gemüter. Der Fall ist noch nicht abgeschlossen, gilt aber schon jetzt als die größte Tötungsserie der deutschen Nachkriegsgeschichte. Drei Prozesse gab es bereits, der vierte ist in Vorbereitung. Am Strafmaß ändern wird sich vermutlich nichts. Der Mann sitzt längst hinter Gittern, verurteilt zu einer lebenslangen Freiheitsstrafe. In seinem Beruf arbeiten wird er nach der Haft nicht mehr, das wurde ihm verboten. Der Fall Niels H. mag in seiner Dramatik und seinem Ausmaß eine gewisse Sonderstellung einnehmen. So viel aber ist gewiss: Er hatte ein ganzes System auf seiner Seite. Nur so ist zu erklären, warum er über Jahre töten und nicht früher gestoppt werden konnte.

Solche Fälle passieren auf der ganzen Welt. Kürzlich in Japan: Ein ehemaliger Krankenpfleger erstach 19 Menschen mit Behinderung in einem Pflegeheim, seiner früheren Arbeitsstätte, 25 weitere wurden verletzt. In seiner ersten Ver-

Einleitung: Über ein gefährlich krankes System

nehmung gab er an, er wolle, dass alle Behinderten verschwinden. Der Täter hatte seine Stelle einige Monate zuvor verloren und war in psychiatrischer Behandlung, da er in einem Brief angekündigt hatte, er wolle »470 Schwerbehinderte ausmerzen«. Er wolle eine Welt, in der Schwerbehinderte »euthanasiert werden können«.[8] In Japan entspann sich nach der Tat eine allgemeine Debatte über das Pflegesystem, das hoffnungslos überlastet ist. Es gibt zu wenig Personal, die Bezahlung ist schlecht, Pflegekräfte arbeiten am Rande ihrer Kräfte, sind zunehmend frustriert und können keine gute Arbeit mehr leisten. Das Gesundheitsministerium registrierte schon 2014 allein 300 schwere Fälle von Gewalt gegen greise Patienten. Auch wenn im jüngsten Fall andere Gründe wie ein krudes Euthanasie-Denken ausschlaggebend gewesen sein mögen, denkt Japan inzwischen über eine Kurskorrektur im Gesundheitssystem nach.

Japan ist ein Land, das ähnlich hoch entwickelt ist wie Deutschland. Und es ist ein Land, in dem die demografische Entwicklung bereits jetzt drastische Folgen hat. So unterschiedlich die beiden Gesundheitssysteme auch sein mögen: Wir sind überzeugt, dass es einen Nährboden gibt, auf dem solche Taten gedeihen und im schlimmsten Fall zu Serien werden können. Ein aktuelles Beispiel aus Deutschland: Im November 2016 wurde bekannt, dass es in einer Seniorenresidenz in Unterfranken offenbar zu groben Missständen bei der Betreuung der Bewohner gekommen ist. Die Vorwürfe reichen von ausgetauschten Medikamenten, Bestrafungen bis hin zu unterlassener Hilfeleistung. Dadurch soll es zu mehreren Todesfällen gekommen sein, wie Pflegemitarbeiter des Hauses gegenüber dem Bayerischen Rundfunk sagten.[9] Der Tatverdacht gegen die Geschäftsführerin und den Pflegedienstleiter: Totschlag.

Die wirtschaftlichen Interessen und ökonomischen Zwänge, denen die einzelnen Einrichtungen unterworfen sind, geben dabei die Richtung vor. Und nicht die Bedürfnisse der Patienten und der in diesem Bereich arbeitenden Menschen.

Mit diesem Buch möchten wir nicht nur den Blick auf ein im Niedergang befindliches System lenken. Sondern auch auf die psychisch und physisch kräftezehrende Arbeit, die Helferinnen und Helfer in Kliniken und Heimen leisten. Wir möchten beleuchten, inwiefern das System Fehleranfälligkeit begünstigt und was es bedeutet, wenn Krankenhäuser und Heime zu Wirtschaftsbetrieben gemacht werden. Nur wer mindestens eine schwarze Null schreibt, überlebt. Und überleben kann nur das Haus, kann nur die Einrichtung, die mit immer weniger Personal immer mehr Menschen in immer kürzerer Zeit »versorgt«.

Wo Menschen arbeiten, werden Fehler gemacht – irren ist menschlich. Doch in helfenden Berufen ist das besonders sensibel, weil es immer um Menschenleben geht. Umso mehr müssen wir dafür sorgen, dass in diesem Bereich Bedingungen herrschen, die die bestmögliche Versorgung gewährleisten – nicht im Sinne von Dienstleistung, sondern im Sinne von professioneller und menschlicher Hinwendung.

Dieses Buch betrifft uns alle. All diejenigen, die in ein Krankenhaus gehen, um sich behandeln zu lassen. Diejenigen, die unfreiwillig dort landen, weil sie plötzliche Beschwerden oder einen Unfall haben. Es geht Patienten und Angehörige an und die Mitarbeiter, die in Krankenhäusern oder Heimen unmittelbar am Patienten arbeiten. Die sich ursprünglich hoch motiviert für ihren Beruf entschieden haben, die angetreten sind, um den Menschen zu helfen und die Welt dadurch ein bisschen besser zu machen. Die aber schnell merken, dass es darum in diesem System nicht geht. Wer in einer Klinik arbeitet, der muss allzu rasch verinnerlichen, was der eigentliche Taktgeber im Alltag ist: Fallzahlen, Fallpauschalen, Liegezeiten, Quantitäten, Wirtschaftlichkeit. Was zählt, ist die Frage: Lohnt sich eine Behandlung für die Einrichtung? Lässt sich damit Geld verdienen? Ein Oberarzt einer Intensivstation sagte hinter vorgehaltener Hand zu uns: »Wir entlassen alle unsere Patienten viel zu früh, um die Kosten zu drücken. Als Arzt mache ich mir darüber möglichst keine Gedanken. Sonst könnte ich nachts nicht schlafen.«

Auch Patienten und Angehörige begreifen schnell: Das Krankenhaus ist nicht der Ort, für den wir es gern halten. Kranke merken, dass sie nicht die Aufmerksamkeit, die Informationen und die Betreuung bekommen, die sie sich wünschen und die ihnen eigentlich auch zustünden. Oft verstehen sie nicht, was Ärzte ihnen erklären, oder noch schlimmer: Niemand erklärt ihnen irgendetwas. Angehörige müssen sich im Klinikalltag damit abfinden, dass sie den Tagesablauf, die medizinische Routine stören. Sie halten auf mit ihren Fragen, werden abgewimmelt, belächelt oder beschimpft.[10]

Noch mag das Gesundheitssystem in Deutschland gut sein – gerade im weltweiten Vergleich. Doch es erodiert. Und wenn man bedenkt, wie die Situation aktuell bereits ist, lässt sich erahnen, welche drastischen Auswirkungen noch folgen werden.

Wenn die Arbeitsbedingungen und die Bezahlung sich nicht verändern, werden mittelfristig immer weniger Menschen einen helfenden Beruf ergreifen. Wenn der Effizienzwahn und der Drang zur Ökonomisierung des Gesundheitswesens nicht gestoppt werden, dann werden wir in wenigen Jahren nur noch Krankenhäuser des Schreckens haben, in denen Patienten Gefahr für Leib und Leben droht. Es ist höchste Zeit gegenzusteuern. Wir haben in diesem Buch Fakten und Erfahrungen von Helferinnen und Helfern zusammengetragen. Wir werden zeigen, wohin das Diktat des Marktes und der Zeitökonomie Ärzte, Helfer, Patienten und Angehörige geführt hat. Und wir haben einen Forderungskatalog erarbeitet, in dem steht, was sich aus unserer Sicht alles ändern muss. In der Hoffnung auf eine menschliche Medizin. Und auf eine Gesundung des Gesundheitswesens.

1
Der Fall Niels H.

Der Fall des »Todespflegers« Niels H. hat in den letzten Jahren für großes Aufsehen gesorgt. Der frühere Krankenpfleger soll über dreißig Menschen getötet haben, über mehrere Jahre hinweg, in zwei verschiedenen Krankenhäusern, ohne dass dies aufgefallen sein soll. Bis zu 200 Patienten könnte er zu Tode gespritzt haben, so der Verdacht.[1] An diesem Beispiel lässt sich sehr gut zeigen, was passiert, wenn eine labile, überforderte und zutiefst geltungsbedürftige Persönlichkeit sich im Arbeitsleben verändert, aus dem Ruder läuft und niemand Notiz davon nimmt – oder nehmen möchte. Das System Krankenhaus hat viele Schwachstellen, das zeigen die Tötungsserien in Delmenhorst und Oldenburg erschreckend deutlich, weswegen auf die Geschichte des Niels H. und die Umstände seiner Taten genauer eingegangen werden soll. Beobachtungen während des dritten Prozesses und der persönliche Kontakt mit Niels H. konnten uns dafür wertvolle Einblicke liefern.

Ein Zeitungsartikel mit Folgen

Der 27. März 2003 ist der Tag, an dem Claudia L. ihre Mutter zum letzten Mal lebend sieht. Die alte Dame liegt im Klinikum Delmenhorst, sie ist schwer lungenkrank, zeitweise wird sie sogar ins Koma versetzt, es sieht nicht gut aus.

Doch dann scheint das Schlimmste endlich überstanden. Die Mutter hat erneut Lebensmut gefasst, will bald raus aus der Klinik und wieder zu ihrer Tochter ziehen. Am Abend des 27. März verabschieden sich die beiden Frauen voneinander. Beim Hinausgehen aus dem Krankenzimmer durchzuckt Claudia L. ein Gedanke: Was wäre, wenn … Ein seltsames Bauchgefühl, auf das sie nichts geben will und das sie schnell beiseiteschiebt. Dennoch ruft sie spätabends noch einmal in der Klinik an, um den Pfleger zu fragen, wie es ihrer Mutter gehe. »Im Moment gut!«, lautet die lapidare Antwort. Die Formulierung »im Moment« macht sie für einen Augenblick stutzig. Aber nach dem Auf und Ab der vergangenen Wochen scheint das letztlich eine nachvollziehbare Äußerung zu sein.

In der Nacht um halb zwei wird Claudia L. durch das Telefon geweckt. Am Apparat ist jener Pfleger, mit dem sie ein paar Stunden zuvor gesprochen hat. Der Mutter gehe es nicht gut, der Kreislauf sei nicht stabil, sagt er. Claudia L. setzt sich ins Auto und rast ins Krankenhaus. Sie kommt zu spät. Man habe ihrer Mutter nicht mehr helfen können.

Claudia L. erleidet einen Zusammenbruch. Sie trauert lang, und immer wieder beschleicht sie das Gefühl: Hier ist irgendetwas schiefgelaufen. Beweisen kann sie nichts. Ihr Umfeld reagiert skeptisch. Kollegen und Freunde glauben, sie verrenne sich da in irgendetwas. Tatsächlich kreisen ihre Gedanken mit der Zeit nur noch um die Frage nach dem Warum. Die Unsicherheit frisst sie auf, sie kann nicht mehr arbeiten, ihr Bekanntenkreis wird kleiner, kaum jemand will sich ihre bohrenden und quälenden Gedanken mehr anhören.

Fünf Jahre später, 2008, liest sie in der Zeitung von einem Krankenpfleger, der am Klinikum Delmenhorst einen Menschen getötet haben soll – auf der Intensivstation. Claudia L. kennt den Mann. Er hat sich damals auch um ihre Mutter gekümmert. Das Bauchgefühl meldet sich wieder. Ist das hier vielleicht das fehlende Puzzleteil?

Sie ruft bei der Kriminalpolizei in Delmenhorst an, schildert den Fall ihrer Mutter und bittet um Klärung der Frage, ob Niels H. in jener Nacht Dienst hatte, als ihre Mutter starb. Er hatte.

Zum Zeitpunkt ihres Anrufs bei der Kripo ist Niels H. bereits wegen versuchten Totschlags verurteilt. Die Tat ereignete sich am 22. Juni 2005: Dirk M. ist einer der ersten Patienten der neuen Klinikabteilung für Thorax-Chirurgie. M. hat Lungenkrebs, die Metastasen haben sich auch in den Herzvorhof ausgebreitet.

Niels H. sagt aus, er habe eine Operation bei Dirk M. grundsätzlich für fragwürdig gehalten. Wenn der Mann den Eingriff überhaupt überleben würde, würde er in einem sehr schlechten Zustand aus dem OP herauskommen. Dem verantwortlichen Chirurgen wirft der Krankenpfleger vor, die Angehörigen über die schlechten Überlebenschancen nicht richtig informiert zu haben. Und auch, dass Dirk M. von anderen Kliniken aufgrund ebendieser schlechten Prognose abgelehnt worden sei.

Aus den Einschätzungen des Pflegers spricht nicht nur ein gewisser Frust darüber, wie Ärzte mit Betroffenen und Angehörigen umgehen. Sondern auch darüber, dass die Folgen eines aus seiner Sicht medizinisch zweifelhaften Handelns am Ende von den Pflegekräften aufgefangen werden müssen.

Nach der Operation fühlt sich Niels H. in seiner Einschätzung bestätigt. Patient M. ist tatsächlich in einem sehr schlechten Zustand. Die Aussichten sind düster, M. muss sogar noch ein zweites Mal operiert werden, um weitere Metastasen im Herzvorhof zu entfernen. Ohne das Bewusstsein wiedererlangt zu haben, wird der Patient auf die Intensivstation verlegt.

An diesem Patienten, dem Niels H. ohnehin keine langen Überlebenschancen eingeräumt hat, habe er seine Reanimationskünste beweisen wollen. Zu diesem Zeitpunkt war bei Dirk M. nur die Gabe eines Medikaments angeordnet, nämlich Arterenol®. Das Mittel mit dem Wirkstoff Norepinephrin soll bei einem plötzlichen Blutdruckabfall den Blutdruck wieder steigern. Über einen Katheter mit einer Spritzenpumpe (Perfusor) wurde es kontinuierlich in eine Vene von Dirk M. abgegeben.

Niels H. jedoch spritzt dem Patienten zusätzlich 40 Milliliter des Herzmedikaments Gilurytmal®, das bei Herzrhythmusstörungen eingesetzt wird. Bei zu hoher Dosierung oder zu schneller Verabreichung ruft es rasch tödliche Nebenwirkungen hervor. Eine Kollegin, die den Vorgang zufällig beobachtet, ist irritiert, denkt sich zunächst aber nichts weiter. Vielleicht hatte es eine Anordnung gegeben, von der sie nichts weiß.

Nachdem Niels H. das Herzmedikament gespritzt hat, schaltet er den Arterenol®-Perfusor aus. Sofort geht der Alarm los. Der Blutdruck von Dirk M. sinkt. Einmal kann er reanimiert werden. Die zweite Attacke überlebt er nicht. Die misstrauisch gewordene Kollegin nimmt dem Patienten Blut ab und findet den Wirkstoff Ajmalin. Sie weiht einen Kollegen ein. Im Mülleimer finden die beiden vier Ampullen des Herzmittels Gilurytmal®. Sie zählen eins und eins zusammen und informieren ihre Vorgesetzten. Trotzdem kann Niels H. noch einmal zuschlagen.[2] Denn erst eine Woche später schaltet die Klinikleitung die zuständige Kriminalpolizei ein. Niels H. gibt an, er habe es als Erleichterung empfunden, endlich erwischt worden zu sein.

Ein erster Prozess findet 2006 statt, der Pfleger wird wegen versuchten Totschlags zu fünf Jahren Haft sowie zu einem fünfjährigen Berufsverbot verurteilt. Zu wenig, findet die Witwe von Dirk M. Im Revisionsverfahren 2008 bekommt Niels H. siebeneinhalb Jahre Haft und ein lebenslanges Berufsverbot.

Von alldem erfährt Claudia L. aus der Zeitung. Es ist maßgeblich ihrer Hartnäckigkeit zu verdanken, dass nach der Verurteilung weitere Ermittlungen in Gang kommen. Mehrfach fordert sie gegenüber Polizei und Staatsanwaltschaft eine genaue Untersuchung der Todesumstände ihrer Mutter ein. Und sie hat noch mehr Fragen: Sie möchte wissen, ob die Klinik und im weiteren Verlauf Behörden und Justiz versagt haben.

Einer, der sich um Fragen wie diese kümmert, ist Christian Marbach. Er glaubt, dass die Klinik fahrlässig gehandelt hat, indem sie jahrelang das auffällige Verhalten des Pflegers ignorierte. Noch schlimmer ist für Marbach allerdings, dass auch die Justizbehörden in Oldenburg offenbar nicht daran interessiert waren, das ganze Ausmaß des Falles wirklich aufzuklären. Marbach tritt in der Öffentlichkeit als Sprecher von insgesamt achtzig Opferangehörigen auf, die sich bei Facebook regelmäßig über die neuesten Entwicklungen austauschen. Er ist über den Umgang mit den Taten so empört, dass er juristische Schritte sowohl gegen das Klinikum Delmenhorst als auch gegen den leitenden Staatsanwalt in Oldenburg in Erwägung zieht.

Christian Marbachs Großvater ist eines der Opfer von Niels H. Die Leiche des Verstorbenen wurde exhumiert, genau wie die der Mutter von Claudia L. Auch in den sterblichen Überresten von Marbachs Großvater wurde der Wirkstoff Ajmalin (Gilurytmal®) nachgewiesen. Der ehemalige Krankenpfleger musste sich für diesen Mord unter anderem in einem dritten Prozess verantworten. Nach eigenen Schätzungen habe er um die 200 Ampullen Gilurytmal® verbraucht – und das ungefähr in einem Zeitraum von einem Jahr. Weitere Taten dürften also ans Licht kommen.

Vom Helfer zum Täter

Wahrscheinlich ist Niels H. ein guter Intensivpfleger gewesen. Vielleicht sogar ein sehr guter. Bisweilen etwas verschroben im Umgang mit anderen vielleicht, aber immer engagiert bei der Arbeit. Das sagen zumindest die ehemaligen Kollegen. Doch dann muss irgendetwas im Leben des Niels H. geschehen sein, das ihn radikal verändert hat. Etwas, das mit ihm persönlich zu tun hat – aber auch mit dem Ort, an dem er arbeitete: dem Krankenhaus. Etwas, das niemand rechtzeitig gesehen hat oder es nicht hatte sehen wollen. Etwas, das niemand für denkbar gehalten hat oder das niemand hatte denken wollen.

Dennoch passiert das Unfassbare: Der Krankenpfleger, der einst angetreten war, Menschen gesund zu pflegen, brachte nun Menschen um. Einer, dessen größte Leidenschaft das Retten von Leben war, machte nun genau das Gegenteil. »Rettungs-Rambo« nannten ihn die Kollegen – halb spöttisch, halb bewundernd – wegen dieser Leidenschaft. Wenn ein Patient wiederbelebt werden muss, dann steht Niels H. in der ersten Reihe und packt an. Hinterher lässt er sich von den Kollegen für seinen Einsatz feiern und auf die Schulter klopfen. H. genießt die Bestätigung und Anerkennung; irgendwann jedoch braucht er sie, um überhaupt arbeiten zu können. Längst geht es um ihn, nicht mehr um die Menschen, die er retten will. Die habe er gar nicht mehr wahrgenommen, sagt er. Die Patienten, die er pflegen muss, sind für ihn keine Menschen mehr. Es sind nur noch Objekte an Maschinen, die er nach Belieben steuern kann. Und wenn er sie dann aus einer kritischen Situation rettet, bekommt er die Anerkennung, die er verdient.[3]

Als Niels H. im Winter 2003 in Delmenhorst mit der Arbeit beginnt, dauert es genau eine Woche, bis der erste Arzt ihn bittet, einen Patienten zu intubieren. Dem Mediziner war dies selbst nicht geglückt, H. rettet die Situation und wird als Held gefeiert. »Angefixt« sei er da gewesen, sagt er. Ein gutes Gefühl, den drohenden Tod besiegt zu haben.

Der gefeierte Retter gehört zu diesem Zeitpunkt selbst allerdings dringend in Behandlung. Längst hat er seine Erfahrungen mit Drogen, Alkohol und Tabletten gemacht. Er nimmt Angsthemmer der Marke Tavor®, leicht zu beschaffen an seinem Arbeitsplatz. Doch wovor hatte Niels H. eigentlich Angst? Was musste er betäuben? Sein Leben sei ruhig verlaufen, zu ruhig, sagt er heute. Er habe sich unterfordert gefühlt, sei ein Außenseiter gewesen und süchtig nach Anerkennung.

Im kleinen Klinikum Delmenhorst stellt sich aus Sicht von Niels H. der nächste Notfall indes nicht schnell genug ein. Und damit bleibt auch die ersehnte Anerkennung aus. Da kommt ihm der tödliche Gedanke: Warum nicht selbst einen Notfall inszenieren?

Es muss ein ruhiger Abend gewesen sein, den H. allein in der Notfallzentrale verbringt, während seine Kollegen nebenan im Aufenthaltsraum beisammensitzen. Unzufriedenheit macht sich bemerkbar, er selbst nennt es »Unterforderung«. Er steht auf und geht ins Zimmer, in dem der Medikamentenschrank steht. H. inspiziert den Inhalt, sein Blick fällt auf Gilurytmal®. Ein Mittel, das normalerweise bei Herzrasen eingesetzt wird. Der Wirkstoff Ajmalin wirkt an den Natriumkanälen der Herzmuskelzellen. In die Herzzellen strömt nun kein Natrium mehr, wodurch die Leitung von Reizen verhindert wird. Das Herzrasen wird so zwar gestoppt, allerdings schlägt das Herz dann insgesamt langsamer. Wird Gilurytmal® überdosiert, liegt die Nebenwirkung auf der Hand: Der Blutdruck fällt ab, das Herz schlägt seltener, bis hin zum Herzstillstand.

Niels H. entnimmt eine Ampulle und geht in ein Patientenzimmer. Der Mann dort liegt im künstlichen Koma, ist also nicht bei Bewusstsein. Der Pfleger injiziert das Mittel, dann knipst er die Alarmfunktion an den Monitoren aus. Ihm bleiben dreißig Sekunden, bis diese Funktion automatisch wieder angeht. Dreißig Sekunden, um das Zimmer zu verlassen und in die Notfallzentrale zurückzukehren.

Der schrille Alarmton ist überall auf Station zu hören. Das ist das Signal für seinen Einsatz. Im Patientenzimmer beginnt Niels H. sofort mit der Wiederbelebung. Sie glückt, dieses Mal. Das Lob der Kollegen ist ihm gewiss. Ein gutes Gefühl, das nur leider nicht lange währt. Mit der Zeit wird es zur Routine, dass der Kollege besonders gut reanimieren kann, er wird nicht mehr besonders dafür gefeiert. Es dauert lange, bis die Routine der Beobachtung weicht, dass dieser Pfleger merkwürdig oft reanimieren muss …

In dieser Phase gerät das Privatleben von Niels H. zunehmend aus den Fugen. Zunächst gilt er als Schwerenöter, hat

Beziehungen zu Kolleginnen, auch zu Frauen, die ihm vorgesetzt sind. Das verkompliziert die Arbeitssituation, doch das ist ihm egal. Bis er in Delmenhorst die Frau fürs Leben trifft: eine Kollegin, eine Krankenschwester. Er heiratet, wird sesshaft, bezieht ein Haus. Eigentlich könnte alles gut sein, doch Niels H. ist unruhig, er arbeitet wie besessen. Auch die Schwangerschaft seiner Frau ändert daran nichts. Im Gegenteil. Er fährt neben seiner normalen Arbeit auf der Intensivstation auch noch regelmäßig im Rettungsdienst: DRK-Wache Ganderkesee-Bookhorn. Gerne nach der normalen Schicht. Das bringt Geld – aber auch zu wenig Schlaf. Und dann müssen ihn eben die Tabletten wach halten.

Bei der Geburt der Tochter kommt es zu Komplikationen, das Leben des Kindes ist in Gefahr. H., der während der Geburt dabei ist, sieht die Überforderung bei den Kollegen der Entbindungsstation. Eine Hebamme bittet ihn sogar, seiner Frau einen Venenzugang zu legen, er könne das ja schließlich. Aber H. kann nicht. Wie gelähmt beobachtet er das Geschehen, greift nicht ein und fühlt sich hinterher als Versager. Das Gefühl überlagert selbst das Glück darüber, dass das Kind überlebt. Und es hat Auswirkungen auf den Arbeitsalltag, der zunehmend zur Belastung wird. Die Angststörungen und seine Minderwertigkeitsgefühle nehmen zu, und um sie irgendwie zu unterdrücken, durch Anerkennung auszugleichen, arbeitet er unermüdlich, häufig in Doppelschichten. Ein Teufelskreis. Der Griff zu den Ampullen mit Gilurytmal® wird häufiger. Immer weniger nimmt H. dabei Rücksicht auf die Kollegen. Fast scheint es, als wolle er entdeckt werden.

»Durch und durch helfend«

Lange Zeit deutet im Leben des Niels H. nichts darauf hin, dass hier ein späterer Mörder heranwächst. Er wird 1976 in Wilhelmshaven geboren. Seine Familie bezeichnet ein Mitarbeiter der Polizei später als »durch und durch helfend«. Der Vater ist Krankenpfleger, genau wie vor ihm schon die Großmutter, der Großvater war Sanitäter. Auch Onkel und Tante arbeiteten als Krankenpfleger. Seine ältere Schwester wird Zahnarzthelferin. Niels H. besucht eine Gesamtschule, er hat das Zeug zum Abitur. Seine Großmutter hätte ihn gern als Arzt gesehen, das hatte sie sich bereits von ihrem eigenen Sohn erhofft. Niels' Vater hatte einige Semester Medizin studiert, das Studium aber abgebrochen, als das zweite Kind – Niels – unterwegs war. Die Familie ist auf ein festes Einkommen angewiesen, ein Studium kann sich der Vater mit zwei Kindern nicht mehr leisten. Er beginnt, wieder als Krankenpfleger zu arbeiten, vor allem im Nachtdienst. Der Alltag der Familie ist davon entscheidend geprägt. Und auch davon, dass der Vater nicht über seine Arbeit spricht. Niemals. Darin liegt vielleicht eine Erklärung dafür, warum der Sohn seine eigenen Schwierigkeiten im Beruf bis zuletzt mit niemandem teilte.

Niels will lange Zeit Feuerwehrmann werden. Seine unüberwindliche Höhenangst, sagt er, habe ihn schließlich daran gehindert. Fußballprofi ist ein anderer Traum. Er spielt lange in der Kreisliga, bis eine Knieverletzung auch diesem Wunsch ein Ende bereitet. Irgendwann reift die Idee in ihm, als Krankenpfleger in die Fußstapfen des Vaters zu treten. Ein Medizinstudium sei für ihn kein Thema gewesen.

Im Jahr 1994 beginnt er mit 17 Jahren die Ausbildung im St.-Willehad-Hospital in Wilhelmshaven. Dort arbeitet auch sein Vater. Eine Bürde, das betont H. immer wieder, sei dies aber nicht gewesen. Im Gegenteil: Sein Vater habe in der Klinik einen sehr guten Ruf gehabt, sei anerkannt gewesen. Davon habe er als Sohn immer profitiert, man sei ihm mit Wohlwollen begegnet.

Auf einem Foto seines Ausbildungsjahrgangs sieht man einen heiteren jungen, schmalen Mann, der ein schönes Leben vor sich haben könnte. Niels H. bezeichnet die Jahre der Ausbildung denn auch als die besten seines Lebens. Die Ausbildung ist zwar von Härte und Strenge geprägt, doch die angehenden Krankenpfleger verschaffen sich einen Ausgleich, mit Partys und wilden Saufgelagen. Die Kollegen beschreiben Niels H. als nett und freundlich und wählen ihn sogar zum Sprecher des Ausbildungsjahrgangs. Er sei zwar kein übereifriger Schüler gewesen, aber ein ernst zu nehmender Kollege, medizinisch versiert. Er selbst sagt von sich, seine Leistungen seien sehr gut gewesen.

Die Klinik übernimmt den jungen Pfleger, der parallel dazu eine Ausbildung zum Rettungssanitäter aufnimmt. Die Doppelbelastung macht ihm damals schon zu schaffen, er nimmt regelmäßig Opiate. Warum er Drogen braucht, um zu funktionieren, diese Frage stellt er sich nicht. Er ist glücklich in Wilhelmshaven, liebt das Meer, die Weite des Ozeans, ist ein leidenschaftlicher Surfer. Er möchte die Stadt am liebsten nie mehr verlassen. Das Problem ist nur, dass er das Gefühl hat, sich beruflich dort nicht weiterentwickeln zu können. Nach zähem Ringen entschließt er sich 1999, nach Oldenburg auf die herzchirurgische Intensivstation der städtischen Kliniken in Kreyenbrück zu wechseln.

Sein erster Eindruck vom Alltag auf seiner neuen Station ist einer, der lange nachhallt: Ein Oberarzt in einem blutigen Kittel erklärt ihm, man habe gerade einem Patienten viele

Blutkonserven »reingedrückt«, daher sein ungewöhnlicher Aufzug. Auf manche Menschen hätten ein solches Auftreten, eine solche Wortwahl wohl eher abschreckend gewirkt. Nicht so auf Niels H. Er ist fasziniert von der Situation und dem Auftritt des Arztes. Das ist genau der richtige Ort, um sich weiter zu qualifizieren. Was ihn dort tatsächlich erwarten wird, ahnt er nicht. Und noch viel weniger ahnt er, wie sehr ihn das überfordern wird.

Offenbar wird Niels H. schon im ersten Nachtdienst mit einer dramatischen Situation konfrontiert. Eine frisch operierte Patientin fängt an, stark zu bluten, weil ein Bypass sich gelöst hat. Die angeschlossenen Drainagebeutel können das ganze Blut gar nicht aufnehmen und explodieren regelrecht. Ein Arzt öffnet mit einer speziellen Klammerschere den Thorax, die Patientin muss von Hand mittels einer Herzmassage reanimiert werden. H. übernimmt diese Aufgabe, bis der für alle weiteren Schritte zuständige Chirurg kommt. Er habe in diesem Moment im wahrsten Sinne des Wortes »das Leben in der Hand« gehabt. Trotz Reanimation und Gabe von Blutkonserven stirbt die Patientin. H. muss später gemeinsam mit einem Kollegen das Zimmer sauber machen. Das Blut muss von den Wänden gewaschen werden, keine schöne Aufgabe.

Bei einem anderen Patienten in einer ähnlichen Situation glückt die Wiederbelebung. Als er wieder bei Bewusstsein ist, will er wissen, was passiert ist. Ein Arzt sei zu diesem Zeitpunkt schon nicht mehr im Raum gewesen, so Niels H. Deshalb hätten die Pfleger die Aufgabe übernommen, dem Mann die Situation zu erklären. Ein Umstand, den der Krankenpfleger auch heute noch absurd findet. Genau wie die Tatsache, dass über so etwas hinterher kein Wort verloren worden sei. Niemand habe ihn oder die Kollegen nach einer dramatischen Rettungsaktion gefragt, ob alles in Ordnung sei oder wie es ihm oder den anderen gehe. Jeder sei mit seinen Eindrücken allein geblieben.

Nach Dienstende setzt H. sich wie immer in sein Auto. Aber er ist unfähig, es zu starten. Er sitzt einfach nur da. Versteinert. Erzählt hat er bis heute kaum jemandem von diesem Erlebnis. Der Gerichtsgutachter ist der Erste, dem er sich anvertraut. Zu seiner Familie – kein Wort. Freunde gibt es zu dieser Zeit keine, Niels H. ist neu in Oldenburg. Sein Leben ist die Arbeit.

Im Rückblick, sagt H., habe er sich dort sehr verändert. Ein Großkotz sei er geworden, im persönlichen Umgang. Und in der Arbeit habe er mit der Zeit nicht mehr den Menschen gepflegt, sondern den Monitor. Er ist fasziniert von der Technik und den Maschinen, widmet sich schließlich auch gezielt jenen Patienten, die an die meisten Apparate angeschlossen sind, um sich mit der Technik eingehend zu befassen. Medizinisch qualifiziert er sich hier wie erhofft zügig weiter. Persönlich allerdings, so sieht er das heute, entfernt er sich von den Patienten. Es geht nicht mehr um Frau A. oder Herrn B., sondern um den Bypass in Bett drei. Vielen Kollegen geht es nicht anders. Hat er sich damals also einfach nur angepasst? Oder ist ihm aus anderen Gründen das Gespür dafür verloren gegangen, was richtig ist und was falsch?

Der Tod gehört zum Alltag

Die Arbeit zwischen Leben und Tod fasziniert Niels H., aber sie ängstigt ihn auch. Und der Tod ist allgegenwärtig. Niels H. ist dabei, als ein junger Mann vor den Augen seiner Angehörigen nach einer Operation am Herzen verblutet. Hinter vorgehaltener Hand habe man auf Station genau das prophezeit, aber die Ärzte hätten unbedingt operieren wollen, es sei so ein interessanter Fall gewesen. Situationen wie diese müssen den Krankenpfleger sehr belastet haben. Er beginnt, seine Sorgen in Alkohol zu ertränken. In der Hoffnung, dass ihn Bilder wie die der zerborstenen Drainagebeutel und des ganzen Blutes an der Wand oder die vom offenen Thorax nicht bis in seine Träume verfolgen. Eine falsche Hoffnung, diese Bilder begleiten ihn bis heute.

Im Juni 1999 wird der Chefposten in der Herzchirurgie der Oldenburger Klinik neu besetzt. »Der Neue« operiert selbst, führt einige neue Verfahren ein und nimmt auch Risikopatienten an. Unter seiner Leitung erhöhen sich die Patientenzahlen, hier wird später auch ein 93-Jähriger eine neue Herzklappe und sechs Bypässe bekommen. Der junge Pfleger Niels H. stellt sich damals kurz die Sinnfrage: Hat ein solcher Eingriff das Leben des Patienten tatsächlich verbessert? Verlängert? Irgendetwas bewirkt?

Doch für derart grundlegende Überlegungen lässt der Alltagswahnsinn keinen Raum, und so verschwinden seine Zweifel wieder in der Versenkung. Der Stress steigt, es wird immer mehr operiert. Gerüchte machen die Runde, dass das Land Niedersachsen überprüfen wolle, an welchem Krankenhaus Herz-Lungen-Maschinen noch genehmigt werden sollen. In Oldenburg gibt es diese Maschinen.[4] Ein Status, den man unbedingt halten will, also rauf mit den Operationszahlen. Eine Vermutung, mehr nicht. Aber sie würde Fälle wie den des 93-Jährigen mit seinen sechs Bypässen und seiner neuen Herzklappe erklären. Denn der Einsatz einer solchen Maschine, die die Pumpfunktion des Herzens und die Lungentätigkeit zumindest eine Zeit lang überbrücken kann, bringt ordentlich Geld: Mindestens 10 000 Euro, im Extremfall können bis zu 70 000 Euro abgerechnet werden.

Die Folgen der gestiegenen Operationszahlen sind für alle Mitarbeiter spürbar. Mehr Patienten bedeuten mehr Arbeit. Noch dazu Risikopatienten, die immer einem höheren Sterberisiko ausgesetzt sind als »normale« Patienten. Der Druck wächst, die Fehlerquote auch. Die Stimmung auf der Station ist zunehmend angespannt. Es gibt mehr Komplikationen nach Operationen – die Ärzte machen das Pflegepersonal dafür verantwortlich und umgekehrt. Der Umgangston wird rauer, jeder versucht, sich selbst abzusichern.

Es gibt Experten, die bezeichnen eine herzchirurgische Intensivstation gewissermaßen als einen Großflughafen, auf dem alle paar Sekunden ein Flugzeug startet oder landet. Die Patienten sind die Flugzeuge, die nach wenigen Stunden oder Tagen aus dem Operationssaal auf die Intensivstation kommen. Dort sollen sie stabilisiert werden, bis sie – wiederum um nach kurzer Zeit – auf eine normale Station verlegt werden. Wer am Herzen operiert wurde, ist in der Regel instabil, hat diverse Zugänge, sämtliche Blutwerte sind durcheinander, die Patienten sind intubiert. Sie müssen permanent überwacht werden, vor allem, was ihre Blutwerte und ihre Herzfrequenz angeht.

Auf herzchirurgischen Intensivstationen herrscht niemals Ruhe. Sie sind die Nadelöhre zwischen dem OP und der Station, die sich um die weitere Genesung kümmert. Auf diesen Stationen herrscht Apparatemedizin pur – auf hohem Niveau. Abschätzig könnte man auch sagen: Fließbandversorgung. Und auch wenn die Patienten in der Regel kaum ansprechbar sind, ist der Aufwand für die Betreuung und Pflege enorm.

In Oldenburg ist die Station mit sieben Betten eher klein. In der Regel sind hier vier Fachpflegekräfte für die Patienten zuständig. Kein Patient habe länger als 24 Stunden auf dieser Station bleiben sollen, denn dann sei das Bett bereits für den nächsten frisch Operierten gebraucht worden, erinnert sich Niels H. Kollegen hätten, erzählt der ehemalige Pfleger, sogar mit Tricks gearbeitet, um die Patienten schneller für die Normalstation fit zu machen. So seien sie mit Wärmematten und Medikamenten wieder auf die richtige Körpertemperatur »aufgewärmt« und zügig extubiert worden. Auch Medikamente, etwa das Präparat Anexate®, seien eingesetzt worden, um das Aufwachen eines Patienten aus der Narkose zu beschleunigen. Es enthält den Wirkstoff Flumazenil und wird zur Beendigung von Benzodiazepin-Narkosen eingesetzt. Das sei zwar nicht auf eine offizielle Anordnung hin erfolgt, aber er habe sich dieses Vorgehen von den Kollegen »abgeschaut«.

Unter Druck

Die hohe Belastung setzt Niels H. immer mehr zu. Doch aufgeben ist keine Option. Sich die Überforderung einzugestehen, kommt nicht infrage. Kurz überlegt er, wieder nach Wilhelmshaven zurückzugehen, verwirft den Gedanken am Ende jedoch wieder. Setzt er sich nach der Arbeit ins Auto, fährt er als Erstes zur nächsten Tankstelle und besorgt sich Alkohol, bevorzugt Wodka. Es wäre der Moment gewesen umzukehren. Etwas anderes zu machen. Er schafft es nicht.

In der Arbeit funktioniert er zwar noch, in seiner Freizeit übernehmen allerdings Alkohol und andere Drogen die

Macht. In dieser Zeit lernt er den Krankenpfleger Thomas H. kennen, einen Freund, der ihn ab jetzt begleitet. Er ist Intensivpfleger und Rettungsassistent, wie Niels H. Zwei, die sich verstehen. Endlich jemand, der seine Einsamkeit beendet. Sein Alkoholkonsum kommt wieder in normale Bahnen und auch die Tabletten spielen kurzzeitig keine große Rolle mehr. Diese Ruhephase ist allerdings nicht von Dauer. Um den inneren Druck und die Ängste zu vermindern, setzt er sich genau den Situationen aus, die ebendies verursachen. Kein Fall ist ihm zu schwierig, bei jeder Reanimation ist er dabei, auch wenn es gar nicht seine Patienten betrifft. Die Kollegen reagieren immer weniger mit Lob, sie sind zunehmend genervt. H. scheint das nicht mitzubekommen oder zu verdrängen, er fühlt sich gut auf Station – und säuft nach Feierabend wieder mehr. Das bleibt nicht ohne Folgen. In dieser Phase verliert er in der Arbeit hin und wieder die Kontrolle über seine Emotionen. Wenn die Reanimation eines Patienten missglückt, kommt es vor, dass er weinend zusammenbricht.

In dieser Zeit muss er damit begonnen haben, Patienten bewusst in Lebensgefahr zu bringen. Vielleicht, weil er sich dann sicherer sein konnte, die Kontrolle zu behalten, anders als bei einem akuten Notfall. Bei den ersten Vernehmungen verneint er zunächst, dass in Oldenburg »so etwas« passiert sei. Inzwischen ist bekannt, dass er hier schon kranke Menschen getötet hat.

Dass Niels H. an seiner psychischen Belastungsgrenze agierte, dürfte den Kollegen nicht verborgen geblieben sein.[5] Ob sie allerdings bemerkt haben, dass Niels H. in dieser Zeit begann, Patienten umzubringen, ist unklar. Einiges spricht aber dafür. Inzwischen ist im Klinikum Oldenburg sogar eine Liste aus dem Jahr 2001 aufgetaucht. Dort sind ungeklärte Todesfälle niedergeschrieben, auch Namen von Pflegern und Krankenschwestern stehen dort. Woher diese Liste kommt und warum sie genau im Herbst 2016 aufgetaucht ist, darauf weiß auch Klinikgeschäftsführer Dirk Tenzer nichts zu sagen.[6] Die Liste ist längst der Polizei übergeben und Teil der Ermittlungsakten. Sie ist wohl ein Indiz dafür, dass auch Anfang der 2000er-Jahre im Kollegenkreis bereits aufgefallen war, dass es mit den Todesfällen auf der herzchirurgischen Intensivstation den Klinikums Oldenburg eine merkwürdige Bewandtnis hatte. Fakt ist, dass Niels H. nach einem zweiwöchigen Urlaub von der Pflegedienstleitung und einem Oberarzt zum Gespräch gebeten wird. Die beiden werfen die Frage auf, ob er vielleicht auf eine andere Station wechseln wolle. Ein konkreter Grund für dieses Anliegen, so sagt Niels H., sei ihm nicht genannt worden. Nach dem Gespräch lässt er sich zwei Wochen krankschreiben.

Kaum zurück, geht der Wahnsinn weiter. Die Stimmung auf der Station ist angespannt, was auf einer Sitzung mit Ärzten und Pflegepersonal offen zutage tritt. Was danach passiert, darüber gibt es unterschiedliche Darstellungen. H. selbst behauptet, er habe um seine Versetzung gebeten. Er habe sich dem Druck auf der herzchirurgischen Intensivstation und dem zunehmend unangenehmen Arbeitsklima nicht mehr aussetzen wollen. Dem steht allerdings entgegen, dass man ihm in besagtem Gespräch einen Wechsel nahegelegt hat.

Über zehn Jahre später ist bekannt, dass Niels H. in Oldenburg Patienten mit Kaliumspritzen umgebracht hat. Ob das damals der Grund für das ihm entgegengebrachte Misstrauen war? Offen ausgesprochen wurde es angeblich nicht. Oder aber Niels H. hat eine entsprechende Äußerung in jenem Gespräch mit Pflegedienstleitung und Oberarzt ebenso verdrängt wie die Taten selbst.

Der Stationswechsel wird genehmigt, in der Oldenburger Anästhesie bereitet er nun Patienten auf Operationen vor, legt intravenöse Zugänge und verabreicht Medikamente. Im Aufwachraum muss er alle Vitalfunktionen der Kranken überwachen und eventuelle Notsituationen überblicken, immer in enger Absprache mit den Anästhesisten.

Eigentlich, so sagt er, habe ihm die Arbeit gefallen, obwohl er sie im Vergleich zu dem, was er vorher habe leisten müssen, als etwas stupide empfunden habe. Ein willkommener Ausgleich, eine herausfordernde Abwechslung sei es gewesen, wenn er als »Reserve« in der Intensivpflege einspringen konnte. Bisweilen habe man ihn auch im OP arbeiten lassen.

Alles in allem also alles gut? Offenbar nicht. Niels H. ist sehr erstaunt, dass der Chefarzt für Anästhesie nach nur wenigen Monaten persönlich mit ihm sprechen will. Der Arzt skizziert dem Krankenpfleger zwei Optionen: Er könne ab sofort im Hol- und Bringdienst des Klinikums arbeiten. Oder aber er werde drei Monate freigestellt, bei gleicher Bezahlung; er werde ein gutes Arbeitszeugnis erhalten und könne sich anschließend in Ruhe etwas Neues suchen.

Trotz Nachfrage sei ihm nicht erklärt worden, warum genau man ihm diese Vorschläge unterbreitet habe. Eine Tätigkeit im Hol- und Bringdienst der Klinik, das ist keine Option für Niels H. Botengänge aller Art, Blutproben ins Labor bringen, Patienten zum Röntgen schieben – all das wäre einer kompletten Degradierung gleichgekommen. Bleibt die Variante mit dem Auflösungsvertrag und das gute Arbeitszeugnis. Um ein Gespräch mit der Pflegedienstleitung, das vielleicht Aufklärung verschafft hätte, ersucht der

Krankenpfleger nicht. Er geht nach Hause und trifft eine Entscheidung.

Das Zeugnis

Das Arbeitszeugnis ist wirklich gut. Niels H. habe seine Arbeit »umsichtig, gewissenhaft und selbständig« erledigt, in »kritischen Situationen […] überlegt und sachlich richtig« gehandelt. Die ihm übertragenen Aufgaben habe er zur »vollsten Zufriedenheit« erledigt. Er sei »im Mitarbeiterkreis und bei Vorgesetzten beliebt und geschätzt« gewesen. Aus dem Klinikum sei er »auf eigenen Wunsch« ausgeschieden.[7]

Beschäftigt man sich mit den Aussagen verschiedener Mitarbeiter aus Oldenburg, dann drängt sich die Frage auf: Wie kann es eigentlich sein, dass Niels H. überhaupt in einem neuen Klinikum anfangen konnte? Wie kann es sein, dass man ihm zum Abschied ein so gutes Zeugnis in die Hand drückte?

Während des Gerichtsprozesses 2014 und 2015 wird mehr als deutlich, dass die Oldenburger Kollegen den Krankenpfleger zwar als kompetent, aber auch als unheimlich empfanden. Es habe Mitarbeiter gegeben, die mit der Zeit keine Lust mehr gehabt hätten, eine Schicht mit ihm abzudecken. »Ich dachte mir manchmal, wer weiß, wer heute wieder alles stirbt!«, so beschreibt eine ehemalige Kollegin ihre Vorbehalte. Vor allem Nachtdienste mit ihm seien unbeliebt gewesen, man habe ihn »Pechbringer« oder »Unglücksrabe« genannt – wegen der vielen Notfälle.

Das Schicksal, mit morbiden Spitznamen bedacht zu werden, teilt Niels H. übrigens mit anderen Serientätern aus Krankenhäusern und Heimen. Solche Spitznamen sind

Hinweise darauf, dass den Kollegen durchaus in irgendeiner Weise bewusst gewesen sein muss, dass mit H. etwas nicht stimmt. Kollegen und Vorgesetzte waren auch befremdet von der Tatsache, dass der Krankenpfleger bei einer Reanimation einmal zwei Lernschwestern herbeikommen ließ, um »live« mit seinem Wissen zu prahlen. Passiert ist allerdings – nichts. Eine Irritation, nicht mehr, ausgelöst durch einen schrägen Vogel, der gleichwohl seine Qualitäten haben mochte.

Spätestens nach dem Stationswechsel aber hätte es einen anderen Umgang mit diesen »Irritationen« geben müssen. Ein offenes Gespräch, eine Untersuchung der plötzlich gehäuft auftretenden Notfälle. Dass Kollegen und Vorgesetzte auch in der Anästhesie ein merkwürdiges Gefühl beschlichen haben muss, zeigt sich daran, dass man ihn schon nach kurzer Zeit loswerden wollte. Doch statt die Ereignisse zu untersuchen, wird H. mit einem guten Arbeitszeugnis hinweggelobt. Keine Fragen, keine Antworten, keine Gespräche, kein Aufklärungswille. Nach dem Motto: »Sehen – hören – schweigen«.

Rückblickend sagen Klinikverantwortliche inzwischen, dass da vieles falsch gelaufen sei. Man hätte die Vorfälle anders – beziehungsweise überhaupt untersuchen müssen. Was allerdings das Arbeitszeugnis angeht, so betont der aktuelle Geschäftsführer des Klinikums, Dirk Tenzer, habe man sich an die Regeln gehalten.

Niels H. sagt heute, das Ende seiner Zeit in Oldenburg sei eigentlich die Chance gewesen, ein anderes Leben zu führen. Er habe sie aber nicht ergreifen können. Zurück nach Wilhelmshaven zu gehen, kann sich der Pfleger nicht vorstellen. Geschämt habe er sich, vor allem vor seinen Eltern, aber auch vor den alten Kollegen. Den Beruf noch einmal komplett zu wechseln, auch das wäre eine Möglichkeit gewesen. Aber keine, die Niels H. ernsthaft in Betracht zieht. Er hat wirtschaftliche Ängste, will auf keinen Fall arbeitslos oder zurück auf ein Lehrgehalt gestuft werden. Und überhaupt: »Reanimation, das war einfach mein Ding, das war das Einzige, was ich konnte«, sagt er. Also sucht und findet er eine neue Stelle in der niedersächsischen Kleinstadt Delmenhorst, wo er Ende des Jahres 2002 seine Arbeit aufnimmt.

Das Klinikum in der 75 000-Einwohner-Stadt hat rund 280 Betten, zwölf davon auf der Intensivstation. In Delmenhorst freut man sich über den Neuzugang aus Oldenburg. Immerhin präsentiert sich hier ein qualifizierter Intensivpfleger mit einem guten Arbeitszeugnis, ein seltener Glücksfall. Und auch Niels H. will nun alles besser machen. Zu seiner großen Freude kann er seinen Freund Thomas H. ein Vierteljahr später aus Oldenburg nachholen. Wie überall im Pflegebereich herrscht auch in Delmenhorst Personalmangel. Qualifizierte Fachkräfte werden händeringend gesucht, Thomas H. erfüllt alle Kriterien und bekommt einen Vertrag. Niels H. ist glücklich über diese Wendung, denn auch in Delmenhorst fühlt er sich als Außenseiter. Nun ist sein Freund Thomas da, das macht es leichter, auch wenn H. rückblickend sagt, dass diese Freundschaft nicht ohne Konkurrenz verlaufen sei. Sie hätten beide sehr um Anerkennung gebuhlt.

Im Kollegenkreis wird Niels H. zunächst als zupackend, engagiert und ehrgeizig empfunden. Und einige junge Assistenzärzte freuen sich, dass der Intensivpfleger die medizinische Technik so gut beherrscht. »Er konnte intubieren wie kein anderer auf der Station«, sagt ein Arzt, der jahrelang mit ihm zusammenarbeitete. Intubieren, also das Einführen einer Hohlsonde, eines Tubus, in die Atemwege – das ist die hohe Kunst der Notfallmedizin. Intubiert wird, wenn ein Patient Schwierigkeiten bei der Atmung hat, wenn die Gefahr droht, dass er aspiriert – also buchstäblich etwas in den falschen Hals bekommt. Etwas, das dort nicht hingehört und die Atmung behindert. Solche Intubationssonden einzuführen, bedarf jahrelanger Übung, und selbst mancher Arzt auf einer Intensivstation ist froh, wenn ein erfahrener Krankenpfleger im Notfall einspringen kann.

Anfang 2003 bemerkt Niels H., wie sehr er durch eine Reanimation bei den neuen Kollegen punkten kann. Die Chance ergibt sich zufällig, es ist jene Situation, in der es dem diensthabenden Arzt nicht gelungen war, zu intubieren. Für H. ein »cooler« Einstieg in die neue Arbeit, verbunden mit jeder Menge Schulterklopfen. Kurz darauf, Anfang März 2003, stirbt auf der Intensivstation die Mutter von Claudia L. Wenig später gibt es noch einen Todesfall. Ein älterer Mann, der mit schweren Einblutungen im Gehirn in die Notaufnahme gebracht wird. Er ist bereits intubiert und nicht bei Bewusstsein. Wie bei Claudia L.s Mutter verabreicht H. Gilurytmal®, was der Patient nicht überlebt. Zwei Tote innerhalb eines Monats, die auf das Konto des Krankenpflegers gehen.

In den darauffolgenden Wochen überschlagen sich die Ereignisse im Privatleben von Nils H. Zunächst lernt er im April 2003 auf einem Betriebsfest eine Kollegin kennen und lieben. Ende des Monats hat er auf dem Weg zur Arbeit auf der Autobahn einen Unfall. Sein Wagen kommt von der Fahrbahn ab, überschlägt sich zwei Mal, der Sicherheitsgut reißt. Körperlich trägt Niels H. keine Schäden davon. Doch er entwickelt Panik- und Angstattacken, die ihn seitdem nicht mehr loslassen. Die Angst geht so weit, dass er Autobahnen meidet, wenn möglich, über Land fährt. Auch im Rettungsdienst lässt er andere ans Steuer, wenn es auf die Autobahn geht. Diese psychischen Schwierigkeiten ignoriert er, schiebt sie weg, weil es ihm ja sonst so gut geht, er glücklich ist mit seiner neuen Lebensgefährtin. Ein Ventil scheinen sich die Ängste dennoch gesucht zu haben, ein tödliches Ventil. Ende September muss ein Patient, der schon fast drei Wochen auf der Intensivstation ist und beatmet werden muss, nach einem Herzstillstand zwei Mal reanimiert werden. Den zweiten Herzstillstand überlebt der Mann nicht. Nach der Exhumierung wurden Spuren von Gilurytmal® in der Leiche gefunden.

Inzwischen ist H.s Lebensgefährtin schwanger, sie heiraten 2004 im April. Nach der traumatischen Geburt seiner Tochter im Juli 2004 leidet seine Frau an Wochenbettdepressionen. Niels H. flüchtet sich in Arbeit, parallel zum Dienst in der Klinik fährt er regelmäßig Schichten im Rettungswagen, sein Alkohol- und Tablettenkonsum steigt wieder.

Während einer seiner Nachtschichten kommt eine Patientin mit beginnendem Lungenversagen auf die Station von Niels H. Der Intensivpfleger geht zum Medikamentenschrank, zieht drei 10-ml-Ampullen Gilurytmal® auf, geht in das Zimmer des Neuzugangs und schaltet die Überwachungsmonitore ab. Die beiden ebenfalls diensthabenden Kolleginnen bekommen davon nichts mit, weil sie gerade eine Zigarettenpause machen. Die Patientin hat einen intravenösen Zugang, mit drei Eingängen, sogenannten Schenkeln. Einer davon ist frei, was auch beabsichtigt ist: für Notfälle. H. nutzt diesen Zugang, um der Frau das Medikament zu injizieren. Wie erwartet, fällt der Blutdruck fast augenblicklich ab, der Puls geht gegen null. Nach dreißig Sekunden schalten sich die Monitore automatisch wieder an, der Alarm beginnt zu schrillen, und damit sind auch die anderen Kollegen benachrichtigt.

Schnell entsorgt der Täter die Ampullen und verschließt den Zugang wieder. Als die erste der beiden Kolleginnen am Patientenbett eingetroffen ist, beginnt H. mit der Herzdruckmassage. Kurz darauf ist der Blutdruck der Frau wieder normal. Die anerkennende Reaktion der Kollegin hinterher lautet: »Da merkt man wirklich, dass du aus Oldenburg kommst!« H. sagt, nach diesem Nachtdienst sei er endlich mal wieder mit einem guten Gefühl nach Hause gefahren.

Während der nächsten Monate erfolgt keine weitere Selbstinszenierung dieser Art, etwa bis in den Spätherbst hinein hält Niels H. durch. Den emotionalen Kick holt er sich in dieser Zeit aus seinen Erlebnissen im Rettungsdienst. Erst in den grauen November- und Dezembertagen des Jahres 2004 beginnt er wieder mit dem Einsatz von Gilurytmal®. Er folgt dabei immer dem gleichen Muster. Er injiziert 30 bis 40 ml des Präparats, obwohl eine geringere Menge in der Regel ausgereicht hätte. Und er schaltet immer die Signalfunktion an den Monitoren aus.

Anfangs geschehen diese Dinge nur im Nachtdienst. Zum einen, weil H. viele Nachtdienste schiebt, zum anderen, weil es einfacher ist, solche Vorfälle bei kleiner Besetzung zu inszenieren. Später habe er solche Notfälle auch im Tagdienst herbeigeführt – selbst, wenn nebenan Ärzte bei der Visite gewesen seien. Am Ende habe er Gilurytmal® auch verabreicht, wenn Kollegen im Raum gewesen seien, so sicher habe er sich gefühlt.

Gegenüber seinem Gutachter gibt H. an, mindestens sechzig Mal solche Notfallsituationen herbeigeführt zu haben. In zwanzig bis 25 Fällen habe es mit der anschließenden Reanimation aber nicht geklappt. Um das Töten an sich sei es ihm niemals gegangen, er habe lediglich »auf seinem Podest« als Reanimationsheld bleiben wollen. Er bekräftigt auch, dass er immer nur Notfälle bei Patienten herbeigeführt habe, die nicht bei Bewusstsein gewesen seien.

Dazu passt ein Vorfall, der sich etwa zwei Wochen vor der Aufdeckung seiner Taten ereignet hat. Eine Patientin in den Sechzigern wird mit schwerem Asthma eingeliefert, die Erkrankung ist jahrelang mit Cortison behandelt worden. Ihr Allgemeinzustand ist schlecht, sie wird über eine Nasensonde mit Sauerstoff versorgt. Bei ihr passiert etwas, das H. völlig aus der Bahn wirft: Während er ihr den Wirkstoff Ajmalin verabreicht, wird die Frau plötzlich wach. Sie starrt den Krankenpfleger mit weit aufgerissenen Augen an, kurz darauf setzt ihr Herz mehrmals aus, sie erleidet einen Kreislaufkollaps, von dem sie sich aber wieder erholt.

Bei der Übergabe am nächsten Morgen erzählt sie einer Krankenschwester, sie habe mitbekommen, dass jemand an ihr »herummanipuliert« habe, dann sei es ihr schlagartig schlecht gegangen. Auf Nachfrage kann sie Niels H. ziemlich genau beschreiben. Der wird daraufhin von der Kollegin zwar zur Rede gestellt, streitet aber alles ab und erklärt anschließend sogar gegenüber der Patientin beruhigend, dass doch alles gut verlaufen sei.

Niels H. weiß, dass er die nächsten Jahrzehnte nicht aus dem Gefängnis herauskommen wird. Ihm ist bewusst, dass er für seine Taten bezahlen muss, dass er voll schuldfähig ist und vor allem: dass er den Angehörigen der Opfer eine Erklärung schuldet.

Sein persönlicher Preis für die Taten ist hoch. Seine Frau

hat sich scheiden lassen und jeden Kontakt zu ihm abgebrochen. Auch die gemeinsame Tochter sieht er nicht mehr. Die wenigen Freunde und Bekannten haben sich längst aus H.s Leben verabschiedet. Allein seine Familie hält zu ihm. Mutter, Vater und Schwester reden nicht öffentlich über ihn, aber sie stehen zu ihm.

Inzwischen ist Niels H. frei von Drogen. Er wirkt klar, schuldbewusst und reflektiert. Er ist sich heute darüber bewusst, dass er schon kurz nach seinem Examen als Krankenpfleger zu verrohen drohte. Das habe er an seiner Sprache gemerkt, an den Versuchen, verbal eine Distanz zwischen sich und dem täglichen Leid zu schaffen. In seiner Zeit in Oldenburg habe er angeblich regelmäßig einen Therapeuten aufgesucht, um seine Panikattacken behandeln zu lassen. Er führt sie auf den tödlichen Autounfall einer Freundin zurück, das habe bei ihm Todesängste ausgelöst. Auf die Idee, dass diese Attacken auch mit seiner Arbeit zu tun haben könnten, kommt er damals nicht. Seinem Gutachter gegenüber sagt er, er sei in dieser Phase »stumpf, automatisiert und kaputt« gewesen. Wenn er rückblickend seine Taten schildert, klingt es, als rede er von einem anderen Leben und von einem anderen Menschen.

Während Niels H. nun versucht, mithilfe seiner Anwältin und seiner Therapeutin Antworten auf alle Fragen zu finden, schieben sich die Verantwortlichen des Klinikums Delmenhorst gegenseitig die Schuld zu. Vollkommen ungeklärt ist beispielsweise die Frage, warum der enorme Verbrauch von Gilurytmal® in den Jahren 2002 bis 2004 nicht bemerkt wurde. Er stieg in diesem Zeitraum um das Siebenfache an.[8] Niemandem war das angeblich aufgefallen. Die Medikamente wurden über eine Software in der Krankenhausapotheke Oldenburg bestellt, die auch Delmenhorst belieferte. Eigentlich ist dafür die Freigabe eines Arztes notwendig. Der aber hatte sein Passwort den jeweils diensthabenden Pflegekräften mitgeteilt. In der Klinikapotheke will ebenfalls niemand den exorbitanten Verbrauchsanstieg bemerkt haben. Das Medikament kostet mit etwa 25 Euro für 50 ml vergleichsweise wenig, gesondert überwacht wird in der Regel nur der Verbrauch teurer Präparate, wie beispielsweise Antibiotika oder Zytostatika zur Behandlung von Krebs.

Der Krankenhausapotheker ist sich keiner Schuld bewusst. Zur Gerichtsverhandlung am 5. Februar 2015 vor dem Landgericht in Oldenburg erscheint er allerdings mit anwaltlichem Beistand. Er gibt an, dass die Schwankungen des Gilurytmal®-Verbrauchs im normalen Bereich gelegen hätten und mit den Verordnungsgewohnheiten der verschiedenen Ärzte zu erklären seien. Ob man bei einem Anstieg um das Siebenfache wirklich noch von »Schwankungen« sprechen kann? Hinzu kommt, dass das mit den Verordnungsgewohnheiten so eine Sache ist: Von wenigen Einzelfällen abgesehen, hatte keiner der Patienten auf Niels H.s Station das Mittel verordnet bekommen.

Im Gespräch mit uns erzählt ein früherer Kollege von Niels H.: Als die Taten des Pflegers ans Licht kamen, soll der Apotheker angeblich zu einem Oberarzt der Intensivstation in Delmenhorst gesagt haben: »In Ihrer Haut möchte ich jetzt nicht stecken!« Ein Arzt soll darauf entgegnet haben: »Bevor ich in den Knast gehe, gehen Sie!« Eine Konversation unter Kollegen, die ordentlich Angst haben, man könnte ihnen am Ende doch nachweisen, dass sie mehr wussten oder mehr hätten wissen müssen. Sehen – hören – schweigen, da ist es wieder. Gegen fünf leitende Mitarbeiter des Klinikums Delmenhorst wurde ermittelt: wegen Totschlags durch Unterlassen. Im Herbst 2016 ist schließlich gegen sechs Personen Anklage erhoben worden.

Die juristische Aufarbeitung

Niels H. war von Dezember 2002 bis Juli 2005 auf der Delmenhorster Intensivstation beschäftigt. Im Rahmen der späteren polizeilichen Ermittlungen fiel auf, dass die Gilurytmal®-Bestellungen der Station in diesem Zeitraum erheblich angestiegen waren: von fünfzig Ampullen im Jahr 2002 auf 225 im Jahr 2003 und schließlich auf 380 Ampullen 2004. Nach dem Ausscheiden des Pflegers sank der Verbrauch des Mittels wieder auf das frühere Niveau ab.

Ein deutlicher Anstieg war auch bei den Sterbefällen auf der Delmenhorster Intensivstation zu beobachten. In den Jahren 2003 und 2004 starben 177 bzw. 170 Personen; mehr als zwei Drittel verstarben während der Dienstzeit von Niels H. oder kurz danach. In den Jahren davor und danach starben zwischen 61 und 98 Menschen auf der Intensivstation.[9] Auch das war nicht aufgefallen. Erst als eine Kollegin Niels H. im Juni 2005 beim Spritzen von Gilurytmal® ertappte und die Polizei einige Tage später informiert wurde, konnte sein tödliches Treiben beendet werden.

Von Anfang Juli bis Ende September 2005 sitzt Niels H. in Untersuchungshaft; bis zum Prozessbeginn wird er wieder auf freien Fuß gesetzt. Der Sachverhalt ist klar, es besteht keine Verdunklungsgefahr, und da H. seinen Arbeitsplatz in Delmenhorst inzwischen verloren hat, besteht nach Ansicht der Ermittler keine Wiederholungsgefahr. Nach seiner Entlassung aus der Untersuchungshaft gibt sich H. zunächst dem Alkohol hin; er lebt getrennt von Frau und Kind und gerät in eine schwere Krise. Am Ende ist es seine Exfrau, die eine Maßnahme ergreift, von der er heute sagt, das habe ihm das Leben gerettet: Gemeinsam mit seinem Freund Thomas bringt sie ihn in eine psychiatrische Klinik, in der er sieben Monate bleibt. Danach zieht er zu seinen Eltern nach Wilhelmshaven.

Das Landgericht Oldenburg verurteilt ihn im Dezember 2006 wegen versuchten Totschlags zu einer Freiheitsstrafe von fünf Jahren sowie zu einem fünfjährigen Berufsverbot.[10] Das Urteil stößt bei der Witwe von Dirk M. auf Empörung, sie geht in Revision. Der Bundesgerichtshof überträgt das Verfahren im Oktober 2007 an eine andere Strafkammer des Landgerichts Oldenburg.

Da bis zur Wiederaufnahme das Berufsverbot vorerst nicht gilt, arbeitet Niels H. in dieser Zeit als Pfleger in einem Altenheim und im Rettungsdienst. Er habe aber, wie er sagt, aus freien Stücken rasch wieder aufgehört. Wohl aus Angst, in alte »Verhaltensmuster« zurückzufallen. Ein ehemaliger Kollege schildert uns, er habe davon gehört, dass Niels H. bei einem Arzt seiner Gemeinde angeheuert habe. Da habe er zum Telefonhörer gegriffen, um den Arzt über H.s Vorgeschichte zu informieren.

Im Revisionsprozess wird Niels H. schließlich im Sommer 2008 zu siebeneinhalb Jahren Haft wegen versuchten Mordes an Dirk M. und zu einem lebenslangen Berufsverbot verurteilt.[11] Die Aufforderung zum Haftantritt trifft per Post aber erst im Frühjahr 2009 ein. Seit dem ersten Prozess sind inzwischen drei Jahre vergangen. Niels H. macht mithilfe seines Vaters einen sanften Entzug und ist nach eigenen Angaben bei Haftantritt clean.

Ebenfalls im Sommer 2008 liest Claudia L. den Artikel

über den Prozess gegen Niels H. in der Zeitung – und wendet sich an die Polizei.

Die Kripo Delmenhorst bestätigt schnell: Niels H. hatte in der fraglichen Nacht Dienst. Bei der zuständigen Staatsanwaltschaft nimmt man Frau L. zunächst nicht besonders ernst. Auch die Polizei stößt nun auf die erhöhten Sterberaten aus den Jahren 2003 und 2004. 191 der Toten wurden erdbestattet. Die könnte man exhumieren. Könnte. Doch von allein geht in diesem Fall gar nichts. Die Staatsanwaltschaft ist träge. Kenner der Szene sagen böse: Die Staatsanwaltschaft Oldenburg sei mit den Exhumierungen überfordert gewesen. Erst durch den zunehmenden Druck der Öffentlichkeit habe sich etwas getan.

Die Staatsanwaltschaft Oldenburg ordnet schließlich die Exhumierung von acht Leichen an. Acht von 191. Warum nur so wenige, das weiß keiner. Im Frühjahr 2009, zu dem Zeitpunkt, an dem Niels H. ins Gefängnis geht, steht Claudia L. am Grab ihrer Mutter, als deren sterbliche Überreste gesichert werden. Das Grab liegt am Deich, das Grundwasser steht hoch. Die trauernde Tochter sieht zu, ohne dass sich jemand um sie kümmert. Kein Seelsorger leistet Beistand, niemand hält ihre Hand oder nimmt sie in den Arm. Sie steht einfach nur da, allein und schaut zu.

Nach der Exhumierung heißt es für Claudia L. einmal mehr: warten. Von Zeit zu Zeit ruft sie bei der Staatsanwaltschaft in Oldenburg an. Erst über ein Jahr später wird ihr mitgeteilt, dass die Gerichtsmediziner tatsächlich den Wirkstoff Ajmalin in den sterblichen Überresten ihrer Mutter gefunden haben.

Im Sommer 2012 sagt Niels H. angeblich zu Mitgefangenen, er habe viel mehr Patienten getötet. Ist es Angeberei? Wurde er missverstanden? Er selbst behauptet, das habe er so nie gesagt. Fest steht, dass die Ermittler nun doch erneut auf den Plan gerufen sind.

2014 erfährt Claudia L. einmal mehr aus der Zeitung, dass es einen neuen Prozess gegen Niels H. geben soll. Die Polizei bestätigt ihr das und rät, sie solle sich einen Anwalt nehmen. Das tut sie. Sie wendet sich an Gaby Lübben. Die Vorsitzende der Opferschutzorganisation »Der Weiße Ring« in Delmenhorst vertritt inzwischen zwanzig Hinterbliebene, deren Angehörige mutmaßlich Opfer des Krankenpflegers geworden sind.

Ende September 2014 beginnt vor dem Landgericht Oldenburg der dritte Prozess gegen Niels H. Dieses Mal geht es um Mord in drei Fällen und um versuchten Mord in zwei Fällen. Parallel dazu werden die Vorwürfe gegen die Oldenburger Staatsanwaltschaft immer lauter. Die Vertreterin der Nebenkläger und der Angehörige eines Opfers werfen der Staatsanwaltschaft Versäumnisse vor. Zeitweilig wird gegen zwei frühere Staatsanwälte wegen Rechtsbeugung und Strafvereitelung im Amt ermittelt. Der Vorwurf: Nach Übernahme des Falls 2011 seien keine weiteren Ermittlungen und Exhumierungen veranlasst worden, obwohl es längst Hinweise auf mögliche weitere Taten des Ex-Krankenpflegers gegeben habe. Seit Ende 2015 ist klar: Die Juristen werden nicht zur Rechenschaft gezogen werden.[12]

Anfang Januar 2015 sorgt Niels H. während des Prozesses selbst für eine Überraschung: Über seinen Gutachter legt er ein Geständnis ab. Dreißig Tötungen und sechzig versuchte Tötungen gibt H. zu, alle Taten begangen in Delmenhorst. Von den sechzig Patienten, die er vorsätzlich in eine lebensbedrohliche Situation gebracht habe, seien 25 gestorben. Prozessbeobachter halten das für ein taktisches Geständnis, sie gehen von bis zu zweihundert Fällen aus. H. selbst beharrt nach wie vor auf seinen Angaben, auch wenn er einräumt, er könne sich an vieles nicht mehr erinnern.

Am 26. Februar 2015 wird das Urteil im dritten Prozess gesprochen. Es lautet lebenslänglich. Begründung: zweifacher Mord, zweifacher Mordversuch und ein Fall von gefährlicher Körperverletzung. Das Gericht stellt die »besondere Schwere der Schuld« fest. Das heißt im Klartext, dass Niels H. nicht darauf hoffen kann, nach 15 Jahren Haft freizukommen. Ein weiterer Strafprozess steht an, am Strafmaß wird dies allerdings nichts verändern. In Deutschland sind Urteile wie »zweifach lebenslänglich« seit 1986 nicht mehr zulässig.

Die Geschichte von Niels H. zeigt, dass ein Krankenhaus der ideale Ort ist, um Menschen zu töten. Gestorben wird hier sowieso, gerade auf Intensivstationen gehört das zum Alltag. Etwas Besonderes ist der Tod für den sterbenden Menschen und seine Angehörigen, nicht aber für das ärztliche und pflegerische Personal. Aus Sicht des Täters sind die Patienten sozusagen optimal vorbereitet: Sie verfügen über sämtliche Zugänge, die es braucht, um ein Medikament, im Zweifelsfall ein tödliches, zu verabreichen. Hinzu kommt, dass die Kollegen in der Regel so beschäftigt oder gar überlastet sind, dass ihnen verdächtiges Verhalten nur durch Zufall auffällt. Für gezielte Kontrollen oder gar eine regelmäßige Überwachung ist keine Zeit. Jeder ist froh, wenn er die eigene Arbeiten bewältigen kann und ansonsten in Ruhe gelassen wird.

Patiententötungen, zumal in einem Ausmaß wie im Fall Niels H., sind sehr drastische Vorkommnisse. Hinter solchen Taten offenbart sich allerdings noch eine andere Wahrheit:

Ein System, in dem Patienten über Jahre hinweg unbemerkt getötet werden können, in einem solchen System werden auch andere Fehler gemacht.

Fehler, die nicht ganz so gravierend, aber gleichwohl nicht weniger gefährlich sein können. In einem System, in dem es nicht gewünscht ist, Schwächen zu zeigen und Fehler zuzugeben, wird jeder tunlichst darauf achten, Fehler zu vertuschen. In einem System, in dem sich das Wirtschaftsunternehmen Krankenhaus mit guten Zahlen am Markt behaupten muss, wird jeder Geschäftsführer, solange es geht, unangenehme Firmeninterna unter der Decke halten. Ein großes Krankenhaus funktioniert nach ähnlichen Regeln wie ein großer Autokonzern. Auch wenn viele gewusst haben, dass Abgaswerte geschönt beziehungsweise gezielt manipuliert wurden – passiert ist erst etwas durch den massiven öffentlichen Druck. Ein Mitarbeiter, der reihenweise Patienten umbringt, ist gewissermaßen das »Dieselgate« eines Krankenhauses. Der Unterschied ist allerdings: Bisher hat keiner der Verantwortlichen tatsächlich die Verantwortung übernommen. Kein Geschäftsführer, kein Chefarzt, kein Oberarzt, keine Pflegedienstleitung und kein Krankenhausapotheker.

Und das, obwohl die Sterberate auf der Intensivstation und der Gilurytmal®-Verbrauch im Beschäftigungszeitraum von Niels H. sprunghaft nach oben geschossen waren. Und das, obwohl aus den Zeugenbefragungen vor Gericht inzwischen bekannt ist, dass die Pflegedienstleitung von Auffälligkeiten während der Dienstzeiten von Niels H. wusste. Alles lief und läuft weiter wie bisher, als wäre nichts geschehen.

Es gilt also, einen genaueren Blick auf das System Krankenhaus zu werfen. Ein System, das sich in den letzten Jahren immer mehr von den Patienten entfernt hat. Entscheidungen werden nicht mehr aus medizinischen Gründen getroffen, sondern weil sie Geld bringen. Und das ist der Anfang vom Ende unseres Gesundheitssystems.

2
Vom gemeinnützigen Krankenhaus zum gewinnorientierten Unternehmen

Am Beispiel des Klinikums in Delmenhorst zeigt sich, dass eine Berichterstattung wie die über die Tötungsserie des Niels H. mit einem massiven Imageschaden einhergeht. Laut Qualitätsbericht des Krankenhauses gab es im Jahr 2010 noch 267 Betten und 12 860 vollstationäre Fälle. Das Klinikum beschäftigte damals knapp achtzig Vollzeitärzte und 160 Pflegekräfte. Drei Jahre später waren es nur noch 247 Betten und 11 947 vollstationäre Fälle. Inzwischen arbeiten in Delmenhorst nur noch knapp siebzig Ärzte. Die Zahl der Pflegekräfte ist annähernd gleich geblieben.

Vor allem im Jahr 2015 wird der Alltag im Klinikum überschattet von der Berichterstattung über den ehemaligen Krankenpfleger. Erste Stationen werden geschlossen. Auch auf der Intensivstation müssen Betten abgebaut werden. Die Patienten bleiben weg, gleichzeitig wird händeringend nach qualifiziertem Personal gesucht, um den Betrieb aufrechtzuerhalten. Auf der Homepage der Klinik finden sich zahlreiche Stellenangebote. Neben Pflegekräften für normale Stationen wird auch Fachpersonal für den Intensivpflegebereich gesucht. Voll- oder Teilzeit, das spielt keine Rolle.

Was die Schwierigkeiten bei der Personalsuche angeht, befindet sich das Klinikum in prominenter Gesellschaft. Nahezu jedes deutsche Krankenhaus hat im Pflegebereich offene Stellen zu besetzen. Die Personaldecke ist ohnehin sehr dünn, doch wenn schon die vorgesehenen Stellen noch nicht einmal alle besetzt werden können, wird die Situation dramatisch. Beispiel Uniklinikum Essen: Auf dem Deutschen Gesundheitskongress in Berlin sagt die Pflegedirektorin des Klinikums Essen, dass in ihrem Haus zwischen sechzig und neunzig Stellen nicht besetzt seien. Auch das Herzzentrum in Freiburg hat Mühe, Personal zu finden, solche Berichte hört man aus nahezu jedem Klinikum. Ein städtisches Krankenhaus in Süddeutschland etwa kann derzeit von zwölf Intensivbetten nur sieben belegen; auch hier ist der Grund Personalmangel. Die Liste ließe sich beliebig weiter fortführen. Kleinere Häuser schließen sich oftmals zusammen, um Synergieeffekte zu erzielen. So wie das Klinikum Delmenhorst, das 2016 mit dem St.-Josef-Stift einen Verbund eingegangen ist. Eine Entwicklung, die vielerorts zu beobachten ist. Denn seit die Budgets der Krankenhäuser gedeckelt wurden und die Fallpauschalen zum Ende des Jahres 2003 Einzug hielten, sind Kliniken zunehmend zu Wirtschaftsunternehmen geworden.

Fallpauschalen und optimaler »Case-Mix«

Ursprünglich war das System der Fallpauschalen oder DRGs (Diagnosis Related Groups) eingeführt worden, um zu verhindern, dass Patienten zu lange auf Station blieben, weil die Kliniken nach Liegetagen abrechneten. Dieses bis Anfang der 2000er-Jahre übliche System hatte dazu geführt, dass Patienten gerne auch über das Wochenende dabehalten wurden, weil das noch einige Tage mehr Geld brachte – selbst wenn da nicht viel passierte. Frauen konnten früher nach einem Kaiserschnitt zwei, manchmal sogar drei Wochen den Service der Wöchnerinnenstation genießen, bevor sie entlassen wurden. Für die Kliniken war das lukrativ, für die Krankenkassen dagegen teuer. Ähnlich lang war bis vor einigen Jahrzehnten die stationäre Liegedauer nach einer Blinddarm-OP.

Um Kosten und Nutzen wieder in Einklang zu bringen, entstand die – sicher auch gut gemeinte – Idee, Krankheiten zu katalogisieren. Jedes Krankheitsbild wurde definiert, mit einer Nummer und mit einem Schweregrad versehen. Anschließend wurde ein Mittelwert gebildet aus einem guten Krankheitsverlauf und einem schlechten. Aus diesem Mittelwert ergab sich die durchschnittliche Verweildauer und die wiederum war die Grundlage für eine festgelegte Pauschale. Diese Pauschale wird aus dem sogenannten Basisfallwert errechnet und auf Landesebene mit den Kliniken vereinbart. Je nach Schweregrad einer Krankheit wird dieser Basisfallwert mit einem hohen oder mit einem niedrigen Faktor multipliziert. Daraus wiederum ergibt sich dann die sogenannte Fallpauschale.

So weit die Theorie. In der Praxis heißt das: Bleibt ein Patient über die für seine Krankheit vorgesehene Liegezeit hinaus auf Station, zahlt die Klinik drauf. Ein Intensivpfleger meinte im Gespräch frustriert: »Durch die Fallpauschalen kam die Ökonomisierung durch die Tür. Heute reden wir in vielen Bereichen nur noch über Geld.« Kritiker bemängeln, schon im Ansatz, nach nur einem Krankheitsbild zu bewerten, liege ein Denkfehler. Denn eine Co-Erkrankung verlangsame immer den Krankheitsverlauf – und genau das schlage sich in diesem System nicht nieder. Sie kritisieren auch, dass sich der Durchschnittswert der Verweildauer stärker am besten Verlauf orientiere als am schlechtesten. Das führe dazu, dass Patienten regelmäßig zu früh entlassen (Stichwort »blutige Entlassung«) oder auf eine andere Station und damit eine andere Kostenstelle verlegt würden. Ein Oberarzt einer Intensivstation in Süddeutschland sagt, ohne freilich genannt werden zu wollen, man entlasse Patienten mit einer Lungenentzündung in der Regel nach sieben Tagen. Eigentlich sei das unverantwortlich, aber darüber dürfe man als Arzt inzwischen nicht mehr nachdenken.

Eines hat das DRG-System definitiv bewirkt: Die durchschnittliche Krankenhausverweildauer ist deutlich gesunken, aktuell liegt sie bei etwas über sieben Tagen. Allerdings steigt die Fallzahl seit Jahren an. Sind wir Deutsche also kränker als andere? Oder werden wir kränker gemacht, weil sich seit Einführung des neuen Systems mit gewissen Behandlungen mehr Geld verdienen lässt?

Die OECD errechnete im Sommer 2013, dass in Deutschland auf tausend Einwohner 240 Klinikaufenthalte kommen. In keinem anderen Industriestaat werden so viele Menschen stationär behandelt.[1] Bei Hüftoperationen und Knie-Eingriffen sind wir international Spitzenreiter.[2] Ein anderes interessantes Beispiel ist das Thema künstliche Beatmung. Eine Untersuchung der Technischen Universität in Berlin kommt im Jahr 2013 zu dem Ergebnis, dass in deutschen Krankenhäusern seit Einführung der DRGs deutlich mehr beatmet wird als zuvor. Eine Steigerung um 15 Prozent, um genau zu sein. Interessant auch: Der DRG-Katalog sieht Beatmungsintervalle vor. Eine Kurzzeitbeatmung geht bis zu 24 Stunden, das nächste Intervall endet bei 96 und das darauffolgende bei 255 Stunden. Besonders an der Grenze von 24 auf 25 Stunden hat es die meisten Verschiebungen gegeben. Die Autoren der Studie halten sich mit einer Bewertung zurück.

Doch klar ist: Für die mittelfristige Beatmung gibt es deutlich mehr Geld.[3] Ein Oberarzt, auch er möchte anonym bleiben, bestätigt: »Sie (die künstliche Beatmung, Anm. der Autoren) ist es, die das Geld auf der Intensivstation bringt, ohne künstliche Beatmung ist ein Intensivbett nicht rentabel!«

Allerdings: Falls ein Patient über 255 Stunden hinaus beatmet werden muss, sinkt die DRG-Summe wieder. Ärzte geraten so in eine unsinnige Situation: Sie müssen aus wirtschaftlichen Überlegungen dafür sorgen, dass etwa auf der Intensivstation genügend Beatmungspatienten liegen, während sie aus medizinischer Sicht eigentlich das Gegenteil erreichen möchten. Und sie müssen abwägen, ob es medizinisch wirklich notwendig ist, eine Beatmung über zehn Tage fortzuführen, denn dann gibt es wieder weniger Geld.

Doch medizinische Argumente spielen in unserem Gesundheitssystem leider nur sehr am Rande eine Rolle. Das bestätigt auch der Oberarzt eines großen Münchner Uniklinikums. Einmal monatlich gibt es dort eine gemeinsame Sitzung aller Oberärzte. Dort finden keine medizinischen Diskussionen statt. Es geht dann vielmehr um die Frage, wie die Abteilungen finanziell dastehen und ob der sogenannte Case-Mix stimmt. Der Case-Mix-Index (CMI) bemisst Krankenhauspatienten nach ihrem ökonomischen Wert. Aus allen Fällen auf Station (Krankheitsschlüssel, Verweildauer, Kosten und deren Erstattung etc.) wird ein Durchschnitt gebildet, anschließend wird diskutiert, ob sich die medizinischen Behandlungen finanziell für die Abteilung und damit für die Klinik unter dem Strich gerechnet haben.

Wer in diesem System über viele Jahre arbeitet, der weiß: Medizinisch einen Fehler zu machen ist kein Problem – aber ökonomisch nicht auf Linie zu bleiben, das gibt Ärger.

Dass viele Krankenhäuser mit dem Balanceakt zwischen medizinisch Gebotenem und wirtschaftlich Machbarem ihre Probleme haben, zeigt ein Blick in das »Deutsche Krankenhaus-Barometer« aus dem Jahr 2015. Die wirtschaftliche Situation vieler Krankenhäuser ist kritisch. Etwa ein Drittel der deutschen Kliniken macht Verluste, das betrifft vor allem kleinere Einrichtungen mit weniger als 300 Betten. Gut die Hälfte der Häuser konnte im überprüften Zeitraum einen Überschuss erwirtschaften, etwa 13 Prozent verzeichneten immerhin ein ausgeglichenes Ergebnis.[4] In den meisten Krankenhäusern wird allerdings nicht erwartet, dass die Situation in Zukunft besser wird, die Aussichten sind eher düster.

Kürzungen an der falschen Stelle

Ein weiterer und sehr gravierender Fehler in diesem System ist folgender: Der für die Behandlung einer Erkrankung notwendige Pflegeanteil wird quasi gar nicht abgebildet. Er ist nicht festgelegt und wird nicht berechnet. Denn das DRG-System bildet nur Diagnosen, Prozeduren und Merkmale ab, nicht aber den zur Genesung benötigten Pflegeaufwand. Dieses Manko hat Folgen – für Patienten wie auch für die Mitarbeiter eines Klinikums. Durch das neue System gerieten die Krankenhäuser unter steigenden Kostendruck, und da der Bereich Pflege ein großer Kostenfaktor ist, wurden hier die meisten Einsparungen vorgenommen. Zwischen 1997 und 2007 wurden über 52 000 Stellen im Pflegebereich abgebaut.[5] Der Berufsverband für Pflegeberufe hielt denn auch im Herbst 2014 fest: »Pflege ist die größte Berufsgruppe im Krankenhaus. Wenn gespart werden soll, fällt der begehrliche Blick offenbar automatisch auf diesen ›Topf‹.«

Mit der Zeit regte sich Widerstand gegen diese Einschnitte, der Pflegenotstand wurde zunehmend zum Gegenstand der öffentlichen Diskussion. Die Welle der Empörung gipfelte in einer groß angelegten bundesweiten Protestaktion, an der sich etwa 130 000 Mitarbeiter aus Krankenhäusern beteiligten. Die damalige Bundesregierung reagierte darauf mit einem Pflegeförderprogramm: Es wurde 2009 in das Gesetz mit dem schönen Namen »Krankenhausfinanzierungsreformgesetz« aufgenommen und sah vor, 17 000 neue Vollzeitstellen in der Pflege zu schaffen. Gelungen ist das allerdings nicht. Die Krankenhausstatistik zeigt, dass zwischen 2009 und 2011 nur 8200 neue Stellen geschaffen wurden. Hinzu kommt, dass ein Teil der neuen Stellen in den Funktionsdiensten der Krankenhäuser entstanden ist; das sind Abteilungen wie die Ambulanz, die Anästhesie oder der Röntgenbereich. Dort arbeiten zwar zum Großteil auch Pflegekräfte, es gibt dort aber keine stationären Betten. Diejenigen, die sich auf Station um Patienten kümmern müssen, hatten von diesem Anteil neu geschaffener Stellen also nichts.[6]

Das Pflegeförderprogramm sollten zunächst die Kassen finanzieren, von 2012 an floss das dafür vorgesehene Geld allerdings in das DRG-System mit ein. Denn inzwischen war ein System ersonnen worden, wie Pflegemaßnahmen doch in einen Leistungskatalog einbezogen werden konnten. Das Ergebnis war der sogenannte Pflege-Komplexmaßnahmen-Score (kurz: PKMS). Seit 2012 können Kliniken über das DRG-System nun über Zusatzentgelte einen gewissen Pflegebedarf abrechnen – allerdings nur für bestimmte Stationen und besonders pflegebedürftige Patienten.

Intensivstationen dürfen absurderweise nicht nach dieser Neuregelung abrechnen.[7] Es führt also sicher nicht zu weit, wenn man sagt: Dieses neue System kann getrost als gescheitert gelten!

Experten diskutieren seitdem, wie ein einheitlicher Personalstandard in der Pflege aussehen könnte und vor allem wer die Kosten dafür trägt. Eine Lösung ist bisher nicht in Sicht, dabei bräuchte es die dringend. In Deutschland sind aktuell 2,6 Millionen Menschen pflegebedürftig. Im Jahr 2030 könnte die Zahl auf 3,4 Millionen steigen. Momentan werden zwei Drittel der Pflegebedürftigen zu Hause betreut, der Rest in Heimen oder Krankenhäusern.[8] Schon jetzt bringt diese Größenordnung das Personal in den entsprechenden Einrichtungen an den Rand der Belastbarkeit. Zwei Pflegekräfte für 35 Patienten – das ist nicht die Ausnahme, sondern die bittere Normalität. Der eigentlich vorgesehene Schlüssel von einer Pflegekraft auf 12,6 Patienten wird damit deutlich unterschritten. Unter Experten gilt selbst dieses Verhältnis von eins zu 12,6 als problematisch. Während der Nachtschicht kann es durchaus vorkommen, dass sich zwei Pfleger um achtzig Menschen kümmern müssen. Man kann sich leicht vorstellen, was passiert, wenn immer mehr sogenannte Intensivpatienten, die eine dauerhafte Betreuung brauchen, auf überarbeitete oder überforderte Pflegekräfte treffen.

Dass dringend Handlungsbedarf besteht, ist auch bei der Politik inzwischen angekommen. So erteilte Bundesgesundheitsminister Hermann Gröhe (CDU) im Jahr 2014 einer Bund-Länder-Arbeitsgruppe den Auftrag, eine Krankenhausreform auf den Weg zu bringen. Ein zentraler Punkt dieser Reform sollte die Stärkung der allgemeinen Pflege sein. Dafür wurde eigens ein Pflegestellenförderungsprogramm für drei Jahre aufgelegt – in Höhe von 660 Millionen Euro. Auf den ersten Blick eine stolze Summe, doch auf dem Bundespflegekongress in Berlin im Mai 2015 wurde der Plan des Ministers von Experten einhellig abgelehnt. Das sei zwar ein gut gemeinter Versuch, aber im Schnitt könne mit dieser Summe nur eine neue Stelle pro Krankenhaus geschaffen werden. Nicht mehr als ein Tropfen auf den heißen Stein, so die Meinung der Experten, darunter zahlreiche Pflegedirektoren namhafter Krankenhäuser. »Behaltet euer Geld!«, schallte es Gröhe zornig entgegen. Die Teilnehmer des Kongresses zeigten deutlich, dass sie sich von der Politik alleingelassen fühlten. Das Pflegepersonal sei an der Belastungsgrenze, es drohe Gefahr für die Patienten, so die deutliche Warnung. Die Pflegedirektorin eines großen Universitätsklinikums forderte, man dürfe nicht weiterhin auf die Selbstausbeutung der Mitarbeiter setzen. Nur: Wie kann man wirklich effektiv gegensteuern?

Nachwuchsmangel und Leistungsverdichtung

Bei der Antwort auf diese Frage herrscht eher Ratlosigkeit. Es ist eine schwierige Gemengelage, denn zum Stellenabbau während der vergangenen Jahre kommt eine weitere Schwierigkeit: Jedes dritte Krankenhaus gibt an, offene Stellen in der Pflege nicht besetzen zu können. Es gibt schlicht nicht genügend Fachkräfte im Pflegebereich. Sämtliche Experten gehen davon aus, dass der Nachwuchsmangel in den nächsten Jahren eklatante Ausmaße annehmen – und irgendwann nicht mehr zu beheben sein wird. Schon jetzt wollen immer weniger Menschen unter den derzeitigen Bedingungen einen Pflegeberuf ergreifen. Die Gründe dafür sind vielfältig, immer wieder werden aber die Arbeitszeiten, die physischen wie psychischen Belastungen und die schlechte Bezahlung angeführt.

Nach Angaben des Deutschen Pflege-Thermometers 2014 betreut eine Pflegekraft im Durchschnitt fast neun Patienten im Frühdienst, fast zwölf Patienten im Spätdienst und über 23 Patienten in der Nachtschicht, »Ausreißer« nach oben sind jederzeit möglich. Zum Vergleich: In Großbritannien kommen auf eine Pflegekraft gut fünf Patienten, ähnlich ist das Verhältnis in den Niederlanden und in der Schweiz. In Norwegen kümmert sich ein Mitarbeiter sogar nur um maximal vier Patienten.[9]

Die Situation in deutschen Altenheimen sieht nicht besser aus: Pflegewissenschaftler der Universität Witten-Herdecke haben die Belastung von Mitarbeitern im Nachtdienst in Altenheimen untersucht. Demnach ist eine einzige Pflegekraft im Schnitt für 52 Personen zuständig, zumeist ohne auf Entlastung durch einen für Krisensituationen bereitstehenden Hintergrunddienst zurückgreifen zu können.[10]

Deutschland sieht also ziemlich alt aus, was den Pflegeschlüssel angeht. Obwohl es eigentlich deutlich mehr Pflegekräfte bräuchte, sind die Personalkosten immer noch der Topf, an den sich Klinikmanager und Heimleiter am einfachsten heranwagen können. Es ist leichter, beim Personal zu kürzen, als beispielsweise auf die Anschaffung neuer technischer Geräte oder die Errichtung von Luxustrakten für zahlungskräftige Patienten (gerne aus dem Ausland) zu verzichten.

Immerhin: Statistisch gesehen ist die Zahl der Mitarbeiter im Pflegebereich seit etwa 2007 nicht mehr gesunken, doch der massive Stellenabbau zuvor hat eine gewaltige Lücke hinterlassen. Zudem hat sich die Arbeit in der Pflege seit

Einführung des DRG-Systems fundamental geändert. Patienten werden älter, immer mehr Demenzkranke werden im Krankenhaus behandelt. Die Patienten-Verweildauer auf den Stationen ist zwar kürzer geworden, die Ansprüche an die medizinisch-technischen Kenntnisse der Mitarbeiter haben allerdings zugenommen.

Diesen Trend bestätigte ein Pflegedienstleiter im Gespräch mit uns. Die Leistungsverdichtung habe deutlich zugenommen. Intern gebe es in seiner Klinik, einem universitären Herzzentrum, die Vorgabe, zwischen drei und fünf Prozent Rendite jährlich zu erwirtschaften. Und zwar systematisch über die Fallzahlen, also über steigende Fallzahlen. Seine aktuelle Zielvorgabe: neunzig Fälle (Behandlungsepisoden) pro Jahr. Vor zehn Jahren seien das noch sechzig oder siebzig Fälle gewesen. All das führe zu erschwerten Arbeitsbedingungen.

Der Pflegedirektor des Herzzentrums in Freiburg, Peter Bechtel, erklärte bei einem Kongress, dass die Pflegebedürftigkeit in Deutschland jährlich um drei Prozent steige. Aufgrund der demografischen Entwicklung würden viele Patienten eine sogenannte Multimorbidität aufweisen. Zu Deutsch: Menschen werden älter, kommen daher mit mehr Erkrankungen in eine Klinik, finden sich dort schlechter zurecht und sind im schlimmsten Fall dement. Ihre Behandlung und Pflege ist zeitintensiv, und Zeit ist in Kliniken ein sehr knappes Gut.

Zur Leistungsverdichtung hat außerdem die Pflicht, alles zu dokumentieren, beigetragen. »Wir dokumentieren uns zu Tode!«, beklagte eine Intensivpflegerin. Auch das haben das DRG-System und die Digitalisierung der letzten Jahre mit sich gebracht. Jeder Pflegeschritt, jede Wundbehandlung, jedes Medikament muss dokumentiert werden. Es muss im-

Kürzungen an der falschen Stelle

mer lückenlos erkennbar sein, warum mit dem Patienten etwas gemacht wurde. Prinzipiell eine sinnvolle Sache. Allerdings: Warum muss doppelt dokumentiert werden, auf Papier und digital? Schulterzucken bei den Pflegekräften, die am Ende einer ohnehin körperlich und geistig anstrengenden Schicht eben auch noch den Schreibkram erledigen. Es versteht sich von selbst, dass unter diesen Umständen keine Zeit bleibt, im Kollegenkreis die Arbeit zu reflektieren, sich über Probleme auszutauschen oder gar zu erkennen, wenn Teammitglieder beginnen, mental abzurutschen.

Peter Bechtel vom Herzzentrum Freiburg hat hochgerechnet, dass im Jahr 2025 etwa 200 000 Pflegekräfte in Deutschlands Krankenhäusern fehlen werden. Schon jetzt hat die Gewerkschaft ver.di in einer bundesweiten Befragung festgestellt: In den knapp 2000 Krankenhäusern in Deutschland fehlen rund 162 000 Mitarbeiter in der Pflege. Dass die Sterberate der Patienten mit steigender Arbeitsbelastung der Pflegekräfte ebenfalls steigt, auch das haben Studien längst bewiesen. Das englische Fachjournal *The Lancet* veröffentlichte im Februar 2014 eine große Beobachtungsstudie. Dafür werteten die Forscher über 400 000 Patientendaten aus 300 Krankenhäusern in neun europäischen Ländern aus. Die Patienten waren fünfzig Jahre oder älter und hatten einen chirurgischen Eingriff hinter sich. Die Wissenschaftler wollten herausfinden, ob Anzahl und Qualifikation der Pflegekräfte einen Einfluss auf den Genesungsprozess der Patienten hatte. Der Beobachtungszeitraum umfasste dreißig Tage, beginnend mit dem Tag der Operation. Das Ergebnis: Wenn eine Pflegekraft, die im Schnitt sechs Patienten betreut (was in Deutschland ohnehin nicht der Fall ist), nur einen weiteren Patienten übernehmen muss, erhöht sich das Sterberisiko für die Betroffenen in den ersten dreißig Tagen nach ihrem Eingriff um sieben Prozent.

Diese Zahlen belegen auf erschreckende Weise, wie gefährlich es sein kann, wenn die Arbeitsbelastung gerade auch für Intensivpfleger erhöht wird. Die Forscher kommen denn auch zu dem Schluss: »Einsparungen beim Pflegepersonal aus Kostengründen kann für die Patienten nachteilige Effekte haben.«[11] Ausgeglichen werden könne fehlendes Personal in einem gewissen Maße, wenn die Fachkräfte auf Station besonders gut ausgebildet seien und zum Beispiel einen Bachelor vorweisen könnten. Doch auch das ist in Deutschland bisher nicht der gängige Weg. Im Gegenteil, wir bewegen uns auf einem doppelt riskanten Pfad: Immer weniger Personal mit immer höherer Belastung, ein Umstand, dem die Ausbildung nicht Rechnung trägt, wie wir noch sehen werden. Ein Teufelskreis.

Der eklatante Pflegemangel führte in den vergangenen Jahren dazu, dass verstärkt Pflegepersonal aus dem Ausland eingestellt wurde. Viele Ärzte und Pflegekräfte kritisieren, das Gesundheitssystem habe sich damit letztlich noch mehr Probleme eingebrockt. Zunächst sei da die sprachliche Hürde, die neuen Mitarbeiter würden oft nicht verstehen, was Ärzte und Kollegen ihnen sagten; noch weniger würden sie verstehen, was Patienten von ihnen wollten. Auf dem Papier könne durch die ausländischen Kräfte der Personalschlüssel zwar einigermaßen gehalten werden, »vollumfänglich einsetzbare Kräfte« seien die neuen Kollegen aber oft nicht, wie ein Pfleger aus einer süddeutschen Klinik berichtet. Dort hatte man in den letzten Jahren verstärkt italienische Fachkräfte angeworben.

Eine Umfrage unter 233 deutschen Krankenhäusern aus dem Jahr 2015 belegt diese Einschätzung: Die deutliche

Mehrheit der Befragten gab an, dass neben Verständigungsschwierigkeiten vor allem mangelnde oder falsche Qualifikation zu massiven Problemen führe. Die ausländischen Kollegen seien in anderen Gesundheitssystemen ausgebildet worden und bräuchten lange, um sich an das hiesige zu gewöhnen. Medizinische und technische Standards seien unterschiedlich und damit auch die Anforderungen an das Personal. Hinzu komme, dass der Umgang mit den Patienten nicht immer reibungslos ablaufe. All das erklärt, warum viele Arbeitgeber letzten Endes gar nicht traurig sind, wenn ausländische Mitarbeiter lieber wieder in ihrer Heimat auf Jobsuche gehen. Denn auch das belegte die Umfrage.[12]

Im Abrechnungswahn

Natürlich ist jedem, der einen Beruf im Bereich Pflege ergreift, klar: Viel Arbeit, viel Stress, keine Ruhe, kaum Zeit für die Patienten – all das führt zu hohen Krankenständen unter Pflegemitarbeitern, die Krankenkassen bestätigen das. Viele Pfleger arbeiten nur noch in Teilzeit. Darunter sind viele Frauen, die wegen ihrer Kinder aus dem Beruf ausgestiegen sind, um dann reduziert wieder einzusteigen. Doch ganz oft hört man: »Ich könnte das Vollzeit nicht mehr machen.« – »Das ertrage ich nur, weil ich weiß, dass ich jetzt wieder vier Tage frei habe!« – »Ich bin froh, dass ich genügend Abstand zu dieser Arbeit habe!«

In einer Studie, erschienen im renommierten *British Medical Journal* aus dem Jahr 2012[13] gaben 36 Prozent der deutschen Pflegekräfte an, dass sie sich gern nach einem anderen Job umschauen würden. Eine Intensivpflegerin, die bereits zwei Mal während ihrer Schicht kollabiert ist, sagt im Gespräch mit uns: »Ich wäre längst weg, wenn ich etwas anderes hätte!« Das andere wäre aber mit finanziellen Abstrichen beim ohnehin eher kargen Pflegegehalt verbunden. Und das kann sich auch nicht jeder leisten.

Doch: Wer nicht mehr gern zur Arbeit geht, der sucht sich andere Ausweichstrategien. Krankheit ist eine, Zynismus und Distanz zur Arbeit ist eine andere. Wer seine Arbeit allerdings distanziert und ungern macht, der wird Fehler machen. Auch wenn der Stress in der Arbeit zu groß ist, werden Fehler passieren. Und diese Fehler können andere das Leben kosten.

Der Berliner Arzt Michael de Ridder beschreibt in seinem Buch »Welche Medizin wollen wir?«, welchen nachhaltigen Eindruck die Besuche des Hausarztes während seiner Kindheit auf ihn hinterlassen haben. In seiner Erinnerung verbindet er die Hausbesuche mit einem wohligen Gefühl von Sicherheit, Geborgenheit und Zuversicht. Ein Arzt, der sich am Bett des kleinen Patienten niederlässt, ihn umfassend begutachtet und ihn am Ende mit einem gütigen, beinahe liebevollen Blick bedenkt, bevor er bei einer Tasse Tee und Keksen mit der Mutter das weitere Vorgehen bespricht. Wenn der Doktor das Haus verließ, sei für den kleinen Michael klar gewesen, dass alles gut werden würde.[14]

Man mag dieses Bild für romantisch und etwas antiquiert halten, eines allerdings macht die Beschreibung deutlich: Die Begegnung von Arzt und Patient war einst eine zutiefst menschliche. Zu heilen bedeutete immer auch, sich Zeit für den Patienten zu nehmen, ihm zuzuhören, sich in ihn einzufühlen und ihm die Angst zu nehmen. Es gibt genügend Untersuchungen, die belegen, wie wichtig diese Aspekte für den Heilungsprozess sind: Das Gefühl, umsorgt zu werden, Aufmerksamkeit zu bekommen, sich gut aufgehoben zu fühlen. Wer Kinder hat, der kann bei jedem Infekt, bei jedem Fieberanfall beobachten, wie sehr die Kleinen es dann genießen, den Eltern nahe zu sein, ein Buch vorgelesen oder einen heißen Tee ans Bett gebracht zu bekommen. Die elterliche wie auch die ärztliche Fürsorge ist ein wichtiges Element bei der Genesung. Genau dieses Element des ärztlichen Handelns, das fürsorgliche Heilen, ist mit der Zeit verloren gegangen.

Heute geht es darum, den Heilungsprozess in ökonomische Schablonen zu pressen. »Verrichten, messen, prüfen, nachweisen« – auf diese vier Säulen reduziert der Freiburger Medizinethiker Giovanni Maio ärztliches Handeln. Die Ökonomie sei zur Leitkategorie gemacht worden, die Gesundheitsreform aus dem Jahr 2000 habe dies entscheidend vorangetrieben.[15] Ein Arzt spitzt es folgendermaßen zu: Es gehe nur noch darum, das Überleben der Abteilung zu sichern. Dabei zähle einzig das Prinzip Kosteneffizienz, das sich an Fallzahlen, Interventionen und Begriffen wie »Case-Mix-Index«, »obere Grenzverweildauer« oder »Landesbasisfallwert« orientiere. »Im Zweifelsfall werden also eher solche Maßnahmen gewählt, die sich in ihrer Kostenstruktur gut abbilden lassen. Patienten, deren Behandlung ein finanzielles Risiko mit sich bringt, werden im schlimmsten Fall abgelehnt.«

Fallzahlen, Case-Mix und finanzielle Risiken – kein Wort vom hippokratischen Eid, kein Wort von der moralischen Verpflichtung zu helfen. Für den gerade zitierten Mediziner ist denn auch die ökonomische Effizienz implizites Ziel unseres Gesundheitssystems. Denn: »Folgende Erkenntnis wird jedem Arzt sehr schnell vermittelt: Wer sich nicht im Sinne der ökonomischen Effizienz verhält, hat keine Chance zu überleben.«

Dazu passen die Ausführungen des Augsburger Marketingprofessors Gerhard F. Riegl auf einem Berliner Chirurgenkongress zu Beginn des neuen Jahrtausends: »Kein Halbgott in Weiß, sondern ein Markenartikel in Weiß«, sollten die Ärzte sein, so seine Empfehlung. Medizin sei ein Markt, und daher mache erst das richtige Marketing Ärzte und Patienten zufrieden. Die »idealen Patienten« seien die »fünf Prozent Veredelungsfälle«, mit denen sich etwas verdienen lasse, lautet Riedls Analyse. Wer sich nicht als »Medizin-Manager« verstehe, werde auf kurz oder lang den ökonomischen Tod als »ethischer Märtyrer« sterben.[16]

Medizin ist, wenn die Kasse klingelt

Die Deutsche Diabetes Gesellschaft (DDG) setzte sich im Februar 2016 kritisch mit dieser Entwicklung auseinander. Wäre es nicht so traurig, könnte man es glatt für Satire halten. In einer Pressemitteilung der DDG findet sich unter der Überschrift »Zu viele Fußamputationen in Deutschland« die Forderung nach besseren Anreizen für Fußrettung.[17] Zum Hintergrund: In Deutschland werden jedes Jahr etwa 50 000 Füße amputiert. Alle 15 Minuten einer! Im internationalen Vergleich liegen wir Deutschen damit weit vorn, was die Einfüßigkeit durch operative Eingriffe betrifft. Eine Ursache für diese hohen Zahlen erläutert Baptist Gallwitz, der Präsident der DDG. Das derzeitige Vergütungssystem sei schuld, denn eine Amputation werde vergleichsweise angemessen finanziert. Behandlungen dagegen, die dem Erhalt der Extremität dienten, seien häufig langwierig und mit Klinikaufenthalten von bis zu vierzig Tagen verbunden. »Dieser Aufwand bildet sich in der dafür vorgesehenen Vergütung bisher nicht ab«, kritisiert der Mediziner und fordert deshalb einen Bonus für die Rettung des Fußes.

Man muss diese Sätze einen Moment lang auf sich wirken lassen! Die Amputation bringt dem Krankenhaus mehr Geld als eine Behandlung des Patienten, mit der sich dessen Fuß möglicherweise erhalten ließe. Die Lebensqualität des Betroffenen – wen kümmert's, wenn die Zahlen stimmen?

Ein ähnliches Phänomen kennen wir aus der Geburtshilfe. Eine Geburt per Kaiserschnitt wird mit etwa 2500 Euro vergütet. Die spontane, also »normale« Geburt bringt 1000 Euro weniger ein. Da Entbindungen immer noch die meistgebuchten DRGs in deutschen Krankenhäusern sind, kommt da natürlich eine stolze Summe zusammen, wenn von etwa 700 000 Geburten jedes Jahr jede dritte per Kaiserschnitt vonstattengeht. Was also läge näher, als ängstlichen oder verunsicherten Frauen einen Kaiserschnitt zu empfehlen? Gerade wenn sie sich vor einer spontanen Geburt fürchten, gerade wenn es Risiken geben kann – und die gibt es praktisch immer. Dazu kommt, dass moderne Mütter gerne alles planen. Ein Termin für einen Kaiserschnitt lässt sich Monate im Voraus festlegen, während sich eine Geburt auf normalem Wege gern auch mal vor oder nach dem errechneten Termin ankündigen kann. Nicht umsonst spricht man schließlich von einer spontanen Geburt … Diese Planbarkeit liegt natürlich auch ganz im Interesse einer ökonomisierten Medizin: Geburten während der »normalen Geschäftszeiten« sind allemal kostengünstiger als jene, die in den Nachtstunden oder am Wochenende stattfinden, wo entsprechende Zuschläge gezahlt werden müssen und weniger Personal vor Ort ist.

Das Ergebnis: Rund ein Drittel der jedes Jahr in Deutschland geborenen Kinder kommt, wie bereits erwähnt, per Kaiserschnitt zur Welt. Deutlich mehr als die Welt-Gesundheitsorganisation WHO empfiehlt. Aus medizinischen Gründen müssten es nur etwa 10 bis 15 Prozent sein.[18] 1991 entband nach Angaben des statistischen Bundesamtes nur jede siebte Frau in Deutschland per Kaiserschnitt. Unnötig zu erwähnen, dass die Zahlen besonders nach Einführung des DRG-Systems nach oben gingen.

In diesem Zusammenhang sei auch das bereits erwähnte »Beatmungsbeispiel« noch einmal genauer beleuchtet: Ein Intensivmediziner erzählt hinter vorgehaltener Hand, wie absurd die Finanzierung einer Intensivstation sei. Ein Intensivpatient lohne sich eben besonders, wenn er künstlich beatmet wird. Wer auf einer Intensivstation vier Wochen beatmet wird, der spült der Abteilung bis zu 60 000 Euro in die Kasse. Seit durch die Einführung des DRG-Systems 2003 zwischen Kurzzeitbeatmung, mittlerer und Langzeitbeatmung unterschieden wird, scheinen Kurzzeitbeatmungen aus der Mode gekommen zu sein. Anders die mittlere Beatmungszeit (über 24 Stunden), für die es deutlich mehr Geld gibt. In Rahmen einer Studie der Universität Bremen äußerte sich ein Klinikmitarbeiter so: »Es ist bekannt, dass bestimmte Beatmungspatienten das meiste Geld bringen. Und es hat sich auch herumgesprochen, wie lang einer liegen muss, um die DRG zu optimieren. Dafür sorgt schon der Controller.«[19]

Der Chefanästhesist einer großen deutschen Klinik musste sich in einer Klinikkonferenz vor der versammelten Geschäftsführung entsprechend rechtfertigen, warum die Beatmungszahlen auf seiner Intensivstation so niedrig seien. Während er es für medizinisch absolut angebracht hielt, seine Patienten möglichst schnell von den Beatmungsgeräten zu nehmen, sahen die Klinikmanager das ganz anders.

Inzwischen ist es in deutschen Krankenhäusern guter Brauch, Chef- und leitenden Oberärzten in vertraulichen Gesprächen – gern auch im Beisein von Unternehmensberatern – eine Fallvorgabe mitzuteilen. Die Mediziner wissen also, dass von ihnen eine bestimmte Durchlaufzahl an Patienten erwartet wird, um die Station und die Klinik finanziell abzusichern. Ein Bericht der AOK aus dem Jahr 2010 stützt diesen Eindruck.[20] Laut Report waren Behandlungszahlen in ebenjenen Bereichen angestiegen, die viel Gewinn versprachen. Zum Beispiel Wirbelsäulenoperationen: 97 000 waren es 2005, sechs Jahre später bereits 229 000 – also mehr als doppelt so viele. Die zuständige Fachgesellschaft zeigte sich beunruhigt. Und warf die Frage nach besonderen Anreizen im Gesundheitssystem auf. Operieren bringt ganz offensichtlich mehr Geld als Physiotherapie und langwierige Schmerztherapien. Das schlägt sich auch beim Fachpersonal nieder: Das orthopädisch-chirurgische nahm zu, wohingegen konservativ behandelnde Orthopäden, die rein manuell therapieren, inzwischen Mangelware sind. Natürlich ist es für einen Arzt und seinen Patienten immer auch unbefriedigend, dass es nicht das effektive Sofortheilmittel gibt, mit dem massive Rückenschmerzen behoben werden können. Operation, das klingt nach einem effektiven Eingriff, der in vielen Fällen allerdings beileibe nicht sein müsste. Er kann – je nach Befund – das Leiden eher noch vergrößern.[21]

Unzählige Patienten berichten nach Rückenoperationen von Schmerzen, langwierigen Physiotherapien, mehrfachen Folgeeingriffen, viele bedauern im Nachhinein die Entscheidung für eine OP. Doch einem Arzt zu vertrauen, der sagt, er kenne die genaue Ursache nicht und man müsse jetzt alle möglichen Dinge ausprobieren, das kann auch nicht jeder Patient. Ein Beispiel: Ein Orthopäde erklärte einem Patienten, der mit einem Tennisarm zu ihm gekommen war, die unterschiedlichen Optionen: Der Gang zum Osteopathen, regelmäßige Gymnastikeinheiten, eine Cortisonspritze – aber auch Joghurt mit Kreuzkümmel könnte eine Möglichkeit zur Linderung sein. Er gab sehr offen zu: »Wie wissen nicht, welche Ursache das hat – und deswegen können wir therapeutisch nur ausprobieren.« Vielleicht keine befriedigende Antwort, aber eine ehrliche. Und eine, mit der der niedergelassene Orthopäde sicher nicht reich wird.

Eine Rückenoperation hingegen bringt einer Klinik bis zu 20 000 Euro. Dazu kommen noch die Materialkosten für Schrauben-Draht-Systeme oder Metallimplantate. Daran wird zusätzlich verdient – was Ärztevertreter auch schon länger kritisieren. Rudolf Henke, der Vorsitzende des Marburger Bundes, erklärte in einem Leitartikel der Verbandszeitung: »Wer am Verdrahten und Verschrauben pro Fall mehrere Tausend Euro mehr verdient als ohne Stifte und Schrauben, der muss widerstandsfähiger sein als nötig.«[22] Er fordert deshalb, zumindest die Materialien nicht extra zu vergüten, sonst würden falsche Anreize angesetzt. Da war es wieder, das Unwort.

Der Krankenhausexperte Michael Simon hält es für erwiesen, dass durch den wirtschaftlichen Druck in den Krankenhäusern die Bereitschaft gestiegen ist, eigentlich patientenbezogene Entscheidungen an ökonomischen Vorgaben auszurichten. Durch die Budgetdeckelung der Krankenkassen getrieben, war Mitte der Neunzigerjahre in vielen Krankenhäusern eine »interne Budgetierung« eingeführt worden. Die medizinische Leistungssteuerung, die damit verbunden war, übertrug den Chefärzten die Verantwortung dafür, dass auf ihren Stationen wirtschaftlich gehandelt wird – im Sinne des kaufmännischen Direktors. Die so erzeugte Spannung sei, so Simon, für viele Ärzte kaum mehr erträglich. Der hippokratische Eid erzwinge die bedingungslose Orientierung ärztlichen Handelns am Wohl des einzelnen Patienten. Dieses Patientenwohl gerate aber in den wettbewerblich ausgerichteten Kliniken häufig in Widerspruch zu den wirtschaftlichen Zielvorgaben. Und die Ärzte müssten dann – gefangen im Käfig der »internen Budgetierung« – zwischen zwei widersprüchlichen Zielen wählen: Entweder richten sie ihre Entscheidungen am Wohl des einzelnen Patienten aus und gefährden so den wirtschaftlichen Erfolg und damit langfristig den eigenen Arbeitsplatz, den der Kollegen oder gar den Fortbestand der Klinik. Oder sie beugen sich dem wirtschaftlichen Zwang und handeln in manchen Fällen gegen ihr Ethos als Arzt und gegen die Bedürfnisse des Patienten. Da steigen viele Ärzte aus, gehen in die innere Emigration oder werden zynisch. Zufrieden mit seiner Arbeitssituation ist kaum einer.

In einem solchen System läuft also bei jeder medizinischen Entscheidung im Hinterkopf die Gebührenordnung mit. Um Gewinne zu steigern, so legen es die Befragungen mit Klinikmitarbeitern nahe, wird versucht, die Zahl der operativen Eingriffe zu steigern, »vor allem in der Herzchirurgie.« In der Studie der Universität Bremen heißt es auch: »Da werden Ambulanzärzte angewiesen, manche Patienten zur routinemäßigen Abklärung stationär einzuweisen.«[23] Ein anderer bekennt in der Befragung freimütig, dass gezielt Herzkatheter gelegt würden, auch wenn das nicht zwingend notwendig sei: »Das bringt Cash für die Klinik.« Dazu passt die Aussage eines Arztes: Die Indikationsstellung sei dehnbar; ohne dass man sich kriminell strafbar mache, könne man sie großzügig auslegen. Offenbar vor allem im Sinne des Krankenhauses, aber nicht unbedingt im Sinne der Patienten.

Ein Klinikmitarbeiter beschreibt in der Studie, mit welch drastischen Maßnahmen sein Klinikchef aufwartet: »Kein Patient darf länger als 6,5 Tage liegen – das wird vom Geschäftsführer festgelegt. Der sagt dem Chef, wie viel Liegetage er pro Patient hat, und droht mit Bettenkürzungen.« Unterstützt wird so etwas dadurch, dass Chefärzte auch heute noch vertraglich festgeschriebene Bonuszahlungen bekommen, wenn sie ihre Leistungsvorgaben erfüllen. Kein Wunder, dass man als Chef da schon mal zu drastischen Anordnungen greift.

Diese Boni wirken sich übrigens auch auf die Personalkosten in Krankenhäusern aus. Unternehmensberater mit Einblick in das Klinikmanagement schätzen, dass 70 Prozent der Klinikkosten auf das Personal entfallen, die eine Hälfte davon geht an die Ärzte, die andere an das Pflegepersonal. Und das, obwohl Pflegekräfte in jeder Klinik zahlenmäßig weit überlegen sind.[24] Die Bonizahlungen an Chefärzte blasen den Kostenaufwand enorm auf. Vielleicht sollte man eher hier einmal den Rotstift ansetzen, nicht bei der ohnehin dünnen Personaldecke der Pfleger auf Station.

Erlösmaximierung statt Fürsorge

Die Bremer Forscher Naegler und Wehkamp kommen in ihrer Untersuchung zu dem verheerenden Ergebnis, dass die Ökonomisierung die eigentliche medizinische Kernaufgabe verhindert: Die Zuwendung zum Patienten, eine fundierte

Anamnese, eine gute Diagnostik, das beruhigende Gespräch – all das, was Michael de Ridder an seinem Kinderarzt so schätzte, ist nach und nach verschwunden. Dadurch wird die Medizin entmenschlicht. Ein Arzt bringt es lapidar so auf den Punkt: »Man darf letztlich gar nicht mehr verstehen wollen, warum jemand leidet.« Giovanni Maio geht noch einen Schritt weiter: Ärzten werde nicht mehr beigebracht, wie sie Empathie empfinden könnten, sondern »wie sie so tun könnten, als hätten sie Empathie«.[25] Nach einer guten Arzt-Patienten-Beziehung klingt das nicht.

All das lässt den Schluss zu, dass in den Kliniken die Kassenwächter, also die kaufmännischen Bosse, gemeinsam mit den Krankenkassen die Leitung übernommen haben. Was wiederum dazu führe, so der Medizinethiker Giovanni Maio, dass »am Ende alles wegrationalisiert wird, worauf es bei der Gesundung des Menschen zentral ankommt. Und das ist vor allem die Zeit.« Die Fürsorgebeziehung, die der Arzt oder auch eine Pflegekraft ursprünglich zu den Patienten hatte, sei zu einer »unverbindlichen Dienstleistungsbeziehung« geworden.

Die meisten Ärzte bestätigen tatsächlich, dass ihre Indikationsstellungen durch wirtschaftliche Aspekte beeinflusst würden – und die meisten finden das gefährlich und ethisch inakzeptabel. Viele Chefärzte bedauern, dass sie zu »Erlösmaximierern« gemacht wurden und werden. Sie schimpfen über die »Umwertung ihrer Arbeit nach ökonomischen Gesichtspunkten« oder über eine »Bewertung der Arbeitsqualität nach Gewinn«, denn darum geht es, wenn es bei den Patienten darauf ankommt, wie viel Geld sie bringen. Sie geben zu, dass zu viele Behandlungen ohne medizinischen Sinn vorgenommen würden – allein mit dem Ziel, die Fallzahlen und damit die Erlöse zu erhöhen. Bestimmte Krankheiten würden ausgenutzt, andere nicht angemessen kuriert. Es gebe Diagnosen ohne Anamnesen, Therapien ohne Diagnosen, frühzeitige Entlassungen ohne angemessene Betreuung, Behandlungseinwilligungen ohne hinreichende Beratung.

Diese Problematik erkennend, haben fünf Ärzte 2012 in einem »Manifest für eine menschliche Medizin«[26] gefordert, Mediziner sollten sich nicht bereitwillig ökonomischen Zwängen im Krankenhaus unterwerfen, denn sie verlören dabei das Patientenwohl aus den Augen. Sie forderten die Ärztekammern dazu auf, Schiedsstellen einzurichten, vor denen Ärzte ihre Konflikte mit der kaufmännischen Leitung vorbringen können. Sie wandten sich gegen die bereits angesprochenen Bonusverträge von Chefärzten, und sie forderten die Gesundheitsökonomen auf, die Medizin und ihre Notwendigkeiten im Sinne des Patienten besser kennen- und verstehen zu lernen. Ein Praktikum auf Station sollte für jeden Ökonomen verpflichtend sein. Das Manifest gipfelte in dem Satz: »Die Ökonomie soll der Medizin dienen, nicht umgekehrt.«

Passiert ist seitdem wenig. Das Spannungsverhältnis von Arzt, Patient und Ökonomie ist geblieben. Und trotz der vielen Belege, zu wessen Gunsten das Verhältnis am Ende ausgeht, ist die wirtschaftliche Situation der Kliniken äußerst angespannt. Immer noch befindet sich etwa ein Drittel aller deutschen Krankenhäuser in den roten Zahlen.[27] Gelobt wird eine Klinik in der Öffentlichkeit dann, wenn es ihr gelingt, aus den Schulden herauszukommen. Dass der Preis dafür ein hoher ist, zeigt sich immer wieder an Vorfällen wie jenen im berühmtesten Krankenhaus des Landes, der Berliner Charité. 3000 Betten, etwa 13 000 Angestellte, 800 Millionen Euro Jahresumsatz; seit fünf Jahren weist die Bilanz ein paar wenige Millionen Gewinn aus. Die Klinik gilt personell als stark unterbesetzt. Patienten berichten immer wieder von langen Wartezeiten vor Behandlungen, von Pflegepersonal, das nicht kommt, wenn es gerufen wird. Von Bettlägerigen, die nicht abgeholt werden nach dem Röntgen. Medienberichten zufolge soll es auch Tote gegeben haben, was niemand bemerkte, weil alle zu beschäftigt waren.[28]

Hygieneprobleme sind in diesem Zusammenhang ebenfalls ein Thema. Krankenhauskeime machen seit einigen Jahren Furore, es gibt sie in vielen Kliniken. Um den Hygienestandard so zu verbessern, dass diese Keime beherrschbar werden, braucht es Personal. Das viele Kliniken nicht in ausreichendem Maße haben. An die Öffentlichkeit kommt so etwas nur, wenn es einen Skandal gegeben hat. Wenn Frühchen versterben oder Angehörige klagen. Dann wird hektisch nach den Ursachen gesucht, doch am Ende ändert sich – nichts.

Beispiel Klinikum Bayreuth: Ein mit harter Hand durchexerzierter Sparzwang, eine unzufriedene und überlastete Belegschaft, immer weniger Personal – und schließlich stirbt eine Patientin in der Notaufnahme. An inneren Blutungen durch ein Aneurysma. Zu spät entdeckt von den Ärzten. In Bayreuth häufen sich Meldungen, dass Patienten dort nicht zum eigenen Wohl, sondern zum Wohlstand des Klinikums behandelt würden. Es gibt Medienberichte über schlecht eingesetzte Herzklappen, Fehler bei der Therapie von Frühgeborenen. Ob sich dahinter ein System verbirgt, müssen Juristen prüfen. Der Fall Bayreuth allerdings zeigt, dass das Klinikpersonal immer öfter bereit ist, über die Missstände öffentlich zu berichten – und dagegen zu protestieren.[29]

So auch in Augsburg. Dort wandte sich ein ehemaliger Oberarzt an die Öffentlichkeit. In einer Pressekonferenz bekundete er seinen Unmut darüber, dass es unter dem Sparzwang des Klinikums immer mehr medizinisch nicht haltbare Entscheidungen gegeben habe. Die Klinikleitung räumte schließlich selbst ein, dass das Personal, besonders in der Pflege, überlastet sei.[30]

Ein profilierter Vertreter dieser Art von Krankenhausführung ist Alfred D. Der gelernte Verwaltungswirt war seit 1997 in der Geschäftsführung des Universitätsklinikums Mannheim tätig, seit 2005 war er der Chef. Als »eisenharter Sparer«, dem es gelungen war, mit einer Klinik Überschüsse zu erwirtschaften, erntete er viel Lob. Zahlreich sind auch seine zusätzlichen Ämter in einflussreichen gesundheitspolitischen Gremien und in Aufsichtsräten. Bei der Deutschen Krankenhausgesellschaft (DKG), dem mächtigen Verband der Krankenhausträger, war er ab 2010 Vizepräsident, zwei Jahre später dann wurde er Präsident der DKG. Er galt als einer der mächtigsten Lobbyisten im Gesundheitssystem – bis er sich im Oktober 2014 zurückziehen musste.[31]

Was war geschehen? Die Staatsanwaltschaft hatte aufgrund von Hygienemängeln im Mannheimer Klinikum Ermittlungen aufgenommen. Es stellte sich heraus, dass in der Klinik jahrelang mit verdreckten Bestecken operiert wurde. Zwischen 140 000 und 350 000 Menschen könnten betroffen sein. Sogar eine tote Fliege hatte es bis in versiegeltes Besteck geschafft und hin und wieder klebten auch Gewebereste von der letzten Operation an den »sterilen« Instrumenten.

Ganz dem betriebswirtschaftlichen Kalkül verpflichtet, war seit 2007 auch in Mannheim deutlich mehr operiert worden – ein Budgeterfolg. Die Geschäftsführung weigerte sich dennoch aus Kostengründen, die OP-Bestecke vorschriftsmäßig steril aufarbeiten zu lassen. Eine Untersuchungskommission fand heraus, dass die Leitung im Laufe der Jahre mehrfach auf die direkte Patientengefährdung durch diese Hygienemängel hingewiesen wurde. Geändert hat sie an diesen Zuständen nichts. Wäre die Staatsanwaltschaft nicht alarmiert worden, es wäre wohl so weitergegangen, wie seit mehr als einem Jahrzehnt.

Und das, obwohl schon 2002 die Kontrollbehörde gefragt hatte, »wie gut ist das Sterilgut in Mannheim?« In einem Protokoll von 2007 heißt es: »Die meisten Geräte sind zwischen zehn und zwanzig Jahre alt, sind nicht validierfähig und entsprechen nicht mehr dem Stand der Technik.« Außerdem sei zu wenig und zudem schlecht ausgebildetes Personal vorhanden. Die eigentliche Ursache für diese Art von Medizin entlarven die Wirtschaftsprüfer. Sie stellten fest, »dass bei den jährlichen Risikoberichten die Priorität ausschließlich auf dem Bereich Finanzen lag; eine Risikobewertung anderer Bereiche wurde nicht vertieft.«[32]

Alfred D. hat inzwischen ein neues Betätigungsfeld gefunden: Die DRK Kliniken Berlin haben ihn zu ihrem Aufsichtsratsvorsitzenden gemacht.[33]

Intern dürfte es – wie in Mannheim – in vielen Kliniken und Heimen um den richtigen Kurs gehen. Dort kämpfen Kritiker einen einsamen Kampf, der sie am Ende den Job kosten kann. Der eigentliche Skandal beginnt, lange bevor Fälle wie in Bayreuth oder in Mannheim an die Öffentlichkeit kommen. Er beginnt da, wo Ärzte und Pflegepersonal mit wirtschaftlichen Machtmitteln gezwungen werden, das Patientenwohl zu vernachlässigen. Weil mit weniger Personal mehr »Fälle« versorgt werden müssen, mehr diagnostische Eingriffe und mehr Operationen vorgenommen werden, mehr Aufnahmen und mehr Entlassungen dokumentiert werden müssen. Solchermaßen ge- oder sogar überfordert, müssen Ärzte und Pfleger all ihre Kräfte bündeln, um ihre ureigensten Aufgaben halbwegs bewältigen und gravierende eigene Fehler vermeiden zu können. Es ist verständlich, dass sie sich nur auf ihren unmittelbaren, persönlichen Verantwortungsbereich fokussieren und Umgebungsfaktoren ausblenden.

In der Medizinfabrik

Intensivstationen, besonders chirurgische, werden immer mehr zu medizinischen Fabriken. »Skaleneffekt« ist in diesem Zusammenhang ein gern genutzter Begriff; er stammt eigentlich – wen wundert's – aus der Betriebswirtschaft. Skaleneffekt heißt in der Produktionstheorie, dass die Menge des Produzierten erhöht werden kann, wenn der Einsatz bestimmter Faktoren um einen bestimmten Wert gesteigert wird. Nach Möglichkeit werden diese Feinjustierungen vorgenommen, ohne dass die Fixkosten steigen. Man kann das vor allem erreichen, indem man Prozesse und Abläufe optimiert.

Überträgt man dieses Prinzip auf die Medizin, ergibt sich folgendes Bild: Wird eine bestimmte Maßnahme, beispielsweise eine Operation, häufiger durchgeführt, steigert die Abteilung ihre Effizienz und damit ihre Einnahmen. Optimiert man dann noch im OP gewisse Abläufe, können erhöhte Kosten aufgefangen werden, an den Fixkosten ändert sich im Wesentlichen nichts.

Ein anderes Beispiel: Wird ein teures medizinisches Gerät immer häufiger eingesetzt, rechnet es sich natürlich besser, als wenn es nur einmal im Jahr zum Einsatz kommt. Dumm nur, dass steigende Durchlaufzahlen im OP oder die Dauernutzung eines teuren Geräts immer auch nur mit mehr qualifiziertem Personal erreicht werden können.

Im Klartext heißt das: Es müsste mehr Personal geben oder die in einer Klinik arbeitenden Menschen müssen über ihre Belastungsgrenze hinausgehen, um das geforderte Pensum stemmen zu können. Oder die »Sachkosten« werden gesenkt, indem z.B. die vorschriftsmäßige Aufbereitung der Operationsbestecke unterlassen wird. In jedem Fall gerät das Patientenwohl ins Hintertreffen. Wenn der Krankenpfleger Niels H. von seiner Arbeit im Klinikum Oldenburg erzählt, dann gewinnt man den Eindruck, es habe sich hier um Fließbandarbeit an Maschinen und nicht um pflegerische Arbeit an Menschen gehandelt. Der Stress auf der herzchirurgischen Station muss enorm gewesen sein, groß der Aufnahme- und Verlegungsdruck. Extrem teures Gerät kommt zum Einsatz, die Kosten müssen amortisiert werden durch häufigen Einsatz von Behandlungen, die feine Erlöse versprechen. Da bekommt auch ein 93-Jähriger eine neue Herzklappe und sechs Bypässe.

Niels H. beschreibt sehr detailliert, mit welchen Tricks das Pflegepersonal den Durchlauf auf der Intensivstation nach oben schraubte. Beispielsweise, indem man Patienten mit Wärmedecken »auftemperierte«. In dieser Zeit sei er wie besessen davon gewesen, möglichst viel über medizinische Technik zu lernen; nur wer alle Kniffe beherrschte, war seiner Meinung nach später in der Lage, selbst Verantwortung auf einer solchen Station übernehmen zu können. Auch deshalb habe er sich immer die kompliziertesten Patienten mit den aufwendigsten Geräten ausgesucht.

Risiko Intensivstation

Ein sonniger Januartag irgendwo in Süddeutschland. Eine Intensivstation in einem großen Krankenhaus mit knapp 750 Betten. Die Station ist eigentlich für zwölf Betten ausgerichtet, doch schon seit Monaten sind nur sieben Betten belegt. Der Grund: akuter Personalmangel. Von 35 Vollzeitpflegestellen wurden sechs gestrichen. Ob aus ökonomischen Gründen oder weil es schlicht kein geeignetes Personal gibt? So genau weiß das keiner, und im Grunde ist es auch egal. Fest steht: Mit drei Intensivpflegkräften pro Schicht kann man nicht mehr als sieben Patienten betreuen. Mit etwas Glück, sagt die Pflegedienstleiterin der Station, könne sie auf die Unterstützung eines jungen Mannes hoffen, der ein Freiwilliges Soziales Jahr (FSJ) absolviert, oder auf Pflegeassistenten für Hilfsdienste, die je nach Bedarf im Krankenhaus eingesetzt werden. »Toll ist das nicht«, sagt sie und zuckt mit den Schultern. »Das sind die Fakten.« Von der Klinikleitung sei bisher noch keine Reaktion gekommen. Und das, obwohl durch die Sperrung von fünf Betten ziemlich viel Geld auf dem Spiel steht.

Die Mitarbeiter haben auch bei dieser reduzierten Belegung alle Hände voll zu tun. Auf der Station gibt es zwei Isoliereinheiten. Beide sind belegt. Auf der einen liegt seit Wochen ein Mann, dessen Körper schleichend einem multiplen Organversagen zum Opfer fällt. Er wird nicht beatmet, dafür aber durch Noradrenalin am Leben gehalten. Das kurbelt den Kreislauf an, während alle anderen Organe sich langsam verabschieden. Die Leber funktioniert nicht mehr, die Nieren haben längst versagt, der Patient muss regelmäßig an das Dialysegerät angeschlossen werden. Einen normalen Darmausgang gibt es bei ihm auch nicht mehr, aufgrund eines Luftröhrenschnitts kann er nicht mehr sprechen, er macht sich durch Klopfen bemerkbar. Wund gelegen ist er auch, aus eigener Kraft bewegen kann er sich schon lange nicht mehr, die Muskeln machen nicht mehr mit und die Knochen schmerzen. Der Patient braucht de facto eine Eins-zu-eins-Betreuung rund um die Uhr. Wer sich um ihn kümmert, hat praktisch keine Zeit mehr für andere Patienten.

Das Personal ist auf den Mann inzwischen nicht mehr gut zu sprechen. »Wo ist das Therapieziel?«, diese Frage stellen sich mittlerweile alle. Der Patient kann ohne die Intensivmedizin nicht mehr leben, doch chronische Intensivpatienten sieht das DRG-System eigentlich nicht vor. Dazu kommt, dass sich Ärzte und Pflegepersonal nicht einig sind, was den Umgang mit dem Patienten angeht. Die einen sind der Meinung, er dürfe nicht zu viel trinken, um die Dialyse, also die Blutwäsche, minimal zu halten. Andere hingegen wollen nicht zulassen, dass der Mann Durst hat, und lassen ihn während der Nacht trinken, so viel er möchte. Am nächsten Tag läuft die Dialyse auf Hochtouren – begleitet vom Missmut der Tagschicht.

Auf der zweiten Isoliereinheit liegt ein Mann von knapp siebzig Jahren, der eine hoch ansteckende Grippe eingeschleppt hat. Die war zwar im Labor festgestellt worden, bei der telefonischen Übermittlung zwischen Labor und Station muss jedoch irgendetwas schiefgelaufen sein. Zwei Tage lang war er in einem Zimmer mit anderen Risikopatienten untergebracht, bis einer Ärztin zufällig im Computersystem auffiel, dass eine Influenza diagnostiziert worden war. Zwei Tage, in denen andere Patienten, aber auch das Personal einer Gefahr ausgesetzt waren, die jedes Jahr allein in Deutschland etwa 10 000 Menschen das Leben kostet.[34]

Nach einem Tag im Isolierzimmer fällt dem Patienten das Atmen zunehmend schwer, er muss intubiert werden. Ob er die Krankheit überstehen wird, ist noch völlig unklar. Simone, eine junge Intensivpflegerin, fürchtet, dass sie das Virus aufgeschnappt haben und damit sich und ihre Familie in Gefahr gebracht haben könnte. Wir wollen wissen, wie ein solcher Fehler passieren konnte. Dafür gebe es viele Gründe: der tägliche Stress, Überlastung, ein Notfall ... Meistens, so sagt Simone, würden Informationen bei Übergaben durchrutschen. Besonders bei Wechseln vom Nacht- auf den Tagdienst. Dann, wenn die einen müde sind und schnell nach Hause wollen. Und die anderen vielleicht noch nicht richtig wach und voll konzentriert sind.

Falsche Pillen

Die Schichtübergabe als Risiko – dazu passt eine Fehlermeldung aus dem November 2015. Im Fehlermeldesystem CIRS (Clinical Incident Reporting System), von dem später noch die Rede sein wird, findet sich folgender Fall: Bei der Frühvisite auf einer Normalstation fällt auf, dass ein Medikament entgegen der ärztlichen Anweisung nicht für die einmalige Vergabe pro Tag, sondern für eine zweimalige vorbereitet worden ist. Die Pflegekraft, der dieser Fehler unterlaufen ist, hat fünf Jahre Berufserfahrung. Sie kennt die Abläufe, weiß, worauf zu achten ist. Allerdings hatte sie im Nachtdienst allein die Medikamente für sechzig Patienten vorbereiten müssen. Kontrolliert wurden die bereitgestellten Medikamente nicht, der Grund: Personalmangel.

Der Arzt, der den Vorfall gemeldet hat, erläutert, dass für eine ordentliche und gründliche Zusammenstellung der

Medikamente für sechzig Patienten eigentlich fünf Stunden Zeit eingeplant werden müssten. Es ist kaum anzunehmen, dass diese Zeit tatsächlich verfügbar war; ebenso wenig ist anzunehmen, dass die Krankenschwester ihre Arbeit konzentriert und ohne Unterbrechung verrichten konnte. Während jedes Nachtdienstes geht irgendwann der Alarm los, man muss sich um andere Patienten kümmern, mit der Zeit wird man müder und unkonzentrierter. Der ganz normale Wahnsinn eben, der dramatische Folgen haben kann.

Im konkreten Fall wurde der Fehler rechtzeitig erkannt und auch gemeldet. Die Dunkelziffer solcher Vorkommnisse dürfte allerdings hoch sein. Dazu passend verweist oben genannter Arzt auf Studien, die belegen, dass falsche Medikation eine der Hauptursachen dafür ist, dass Patienten in Krankenhäusern zu Schaden kommen.[35] Es gibt Schätzungen, nach denen auf tausend Intensivpatienten über hundert Medikationsfehler kommen. Für die pädiatrische Intensivmedizin sind die Zahlen übrigens ähnlich ernüchternd. Zwischen hundert und vierhundert von tausend Patienten im Bereich Kinder- und Jugendintensivmedizin bekommen ein falsches Medikament.

In Deutschland werden jedes Jahr etwa 19 Millionen Behandlungen in Krankenhäusern durchgeführt. Dass dabei Fehler passieren, lässt sich nicht ganz vermeiden. Allerdings begünstigt das System Fehler. Der AOK-Krankenhaus Report 2014[36] befasste sich mit dem Thema Patientensicherheit. Dort heißt es: In fünf bis zehn Prozent der Fälle komme es zu »unerwünschten Ereignissen«. Dabei kann es sich um allergische Reaktionen handeln, entzündete Wunden oder Kreislaufzusammenbrüche. Zwei bis vier Prozent dieser »unerwünschten Ereignisse« gelten als vermeidbar, sind also auf Nachlässigkeit oder fehlende Zeit und mangelnde

Konzentration zurückzuführen. Nicht nur tatsächliche medizinische Fehler könnten vermieden werden, sondern auch Fehler im Hygienemanagement. Dass Angehörige eines Patienten einer Isolierstation keine Einmalkleidung tragen, wenn sie zu Besuch sind, so etwas darf eigentlich nicht vorkommen. Ebenso wenig, dass man sich multiresistente Erreger einfängt – in Deutschland infiziert sich jährlich eine halbe Million Menschen in Kliniken damit.

Der Report beziffert Kontrollfehler und klassische Medikationsfehler mit einem Prozent, das heißt, jeder zehnte von tausend Patienten ist davon betroffen. Einer von zehn Fehlern hat tödliche Folgen. Mit anderen Worten: In Deutschland sterben jedes Jahr etwa 19 000 Menschen durch Fehlbehandlungen im Krankenhaus.[37]

Dass Patienten das falsche Medikament oder eine falsche Medikamentenkombination bekommen, ist dabei einer der häufigsten Fehler. Im besten Fall tritt dann keine Wirkung ein oder nicht die erwünschte. Im schlimmsten Fall kann es zu Komplikationen mit tödlichem Ausgang kommen. Genau das wäre im Oktober 2015 auf der Intensivstation einer Klinik beinahe passiert: Auf der Station bekamen zwei Patienten Amphotericin, ein sogenanntes Antimykotikum, also ein Mittel gegen Pilzbefall. Im Handel ist es unter dem Namen Amphotericin B (Ampullen) sowie Amphotericin B liposomal (Lutschtabletten) erhältlich.

Einer der beiden Patienten sollte die Injektion erhalten, der andere die Lutschtabletten. Letztere waren auf der Station ausgegangen, deshalb überlegte die Pflegekraft, der Einfachheit halber beiden Amphotericin B zu geben. Die Frage war nur, welche Dosis zu verabreichen war. Die Schwester warf einen Blick auf den Beipackzettel des Präparats und zog, verunsichert von einigen Warnhinweisen, den Krankenhausapotheker zu Rate: Er klärte sie darüber auf, dass es bei einer Überdosierung von Amphotericin B zu Atem- oder Herzstillstand kommen kann. Es habe bereits tödliche Verwechslungen der beiden Präparate gegeben, daher auch die Warnhinweise.

Im März 2014 soll eine Patientin auf einer Station für innere Medizin auf den Arzneistoff Azathioprin umgestellt werden – ein Mittel, dass die Abwehr des Immunsystems unterdrücken soll. Ein solches Immunsuppressivum wird beispielsweise nach einer Transplantation verabreicht, damit der Körper das neue Organ nicht abstößt. Die Patientin soll zwei Mal täglich 50 mg des Präparats bekommen. Was man ihr stattdessen gibt, ist aber etwas völlig anderes, nämlich 500 mg Azithromycin: ein Antibiotikum, das bei Infektionen der Atemwege, beispielsweise bei Lungenentzündungen, eingesetzt wird. Das allerdings wird erst nach zwei Tagen bei einer Oberarztvisite entdeckt, die Patientin reagiert entsprechend verunsichert.

Sehr konkret wird in dieser Fehlermeldung beschrieben, wie es zu dieser fatalen Verwechslung kommen konnte. Die Mitarbeiter der fraglichen Station waren offensichtlich stark überlastet und hatten das auch schon in diversen Überlastungsanzeigen an die Verwaltung deutlich gemacht. Der Vorfall fiel in die Urlaubszeit, in der diverse Kollegen von anderen vertreten wurden, wodurch die Kommunikation wenig eingespielt war. Außerdem war das Immunsuppressivum unter dem Pflegepersonal nicht bekannt, weil es selten verwendet wird; da ein Therapieerfolg ohnehin erst nach einiger Zeit gemessen werden kann, war der Fehler bei den ärztlichen Visiten zunächst auch nicht aufgefallen.

Die Verwechslung von Medikamenten scheint ein dauerhaftes und ungelöstes Problem zu sein. Fälle dieser Art werden häufig gemeldet. So sollte der Patient einer inneren Station Calcium forte für die Knochen nehmen und bekam stattdessen Cotrim® forte, ein Antibiotikum, vorgesetzt. Eine unleserliche Schrift wurde als Grund für die Verwechslung geliefert. In diesem Fall war dem Patienten selbst aufgefallen, dass hier etwas nicht stimmt. Vermutlich, weil er mit dem Begriff Calcium konkret etwas anfangen konnte, nicht aber mit Cotrim®.

Die Verwechslung von Medikamenten aufgrund ähnlich lautender Bezeichnung ist eine der häufigsten Fehlermeldungen. Ein ehemaliger Krankenpfleger erzählt, er habe einem Patienten das Medikament Cordarex® stellen sollen, um dessen Herzrhythmusstörungen zu behandeln. Um das Herz vom zu schnellen Puls auf den gewünschten Rhythmus einzustellen, muss die Therapie mehrere Tage durchgehalten werden, bevor das Medikament abgesetzt wird. Der Patient bekam allerdings gar nicht das gefragte Präparat, ihm wurde stattdessen der Blutdrucksenker Cordanum® verabreicht. Er selbst wunderte sich offenbar noch darüber, wurde aber von einem anderen Pflegemitarbeiter beruhigt, das habe schon alles seine Richtigkeit. Erst nach zwei Tagen wurde die Verwechslung bemerkt. Was dazu führte, dass der Patient zwei Tage länger auf der Station bleiben musste, um die Herzrhythmustherapie mit dem richtigen Medikament zu Ende zu bringen.

Pflegemitarbeiter berichten auch von Vorfällen, wo ganze Medikamentendispenser vertauscht wurden, also jene kleinen Plastikbehälter, in denen sich die Tagesration an Tabletten befindet. Es ist bereits vorgekommen, dass Patienten die komplette Charge eines anderen Kranken konsumiert haben. Manchmal greifen Patienten auch versehentlich zum falschen Nachttisch und nehmen die Pillen des Bettnachbarn ein. In der Regel passiert bei solchen Vorfällen nichts Dramatisches – es wäre trotzdem besser, sie zu vermeiden.

Anders verhält es sich, wenn intravenös zu verabreichende Medikamente auf Station verwechselt werden. In diesem Fall kann es passieren, dass ein Patient kurzzeitig in einen Schockzustand gerät. Konsequenzen kann es auch haben, wenn Patientenakten, Röhrchen mit entnommenem Blut oder Namensschilder an Betten falsch beschriftet sind. Wenn das Kliniklabor dann die falschen Werte ermittelt und die Ärzte diese für ihre Therapiemaßnahmen heranziehen, kann der Patient Schaden nehmen.

Noch gravierender kann es allerdings sein, wenn ganze Diagnosen falsch verstanden werden – etwa aufgrund von Kürzelverwechslungen. »HWI« zum Beispiel steht wahlweise für »Harnwegsinfekt« oder für »Hinterwandinfarkt«, eine besondere Form des Herzinfarkts. Es wird wohl jedem medizinischen Laien einleuchten, dass ein Harnwegsinfekt, landläufig auch Blasenentzündung genannt, anders behandelt werden muss als ein Herzinfarkt. Gut, dass die behandelnde Pflegerin vor Einleitung irgendwelcher Maßnahmen ihren Irrtum bemerkte und diesen »Beinahevorfall« auch noch meldete. Auf diese Weise können andere Pflegekräfte vor solch einem Fehler gewarnt werden.

Eine andere Schwierigkeit liegt darin, dass neue medizinische Produkte in Krankenhäusern nicht immer gut eingeführt, ihre Wirkungen und Nebenwirkungen nicht ausreichend erklärt werden. Auch über neue Behandlungsverfahren wird offenbar nicht ausreichend informiert – definitiv eine potenzielle Fehlerquelle. »Ärzte stellen uns einfach ein neues Gerät hin und gehen davon aus, dass wir damit schon klarkommen«, beschwert sich eine Intensivpflegerin. Gleiches gelte für neue Verfahren. Salopp gesagt gehe manchen

Medizinern der Gaul durch: »Wenn es was Neues gibt, dann muss das auch ausprobiert werden.« Die Kommunikation über den richtigen Einsatz bleibe allerdings auf der Strecke.

Folgendes Beispiel stammt aus einem großen Münchner Klinikum: Bei einer jungen Patientin im künstlichen Koma soll die Bildung von Blutgerinnseln verhindert werden. Zu diesem Zweck gibt es spezielle Luftkissen für die Beine, die eine Wechseldruckmassage erzeugen. Die Patientin bekommt gewissermaßen eine Art von aufblasbaren Stützstrümpfen übergezogen. Als die Intensivpflegerin das Gerät aus dem Schrank holt und auspackt, stellt sie fest, dass es sich um ein neues Produkt handelt, das sie noch nicht kennt. Eine kurze Umfrage unter den Kollegen ergibt, dass keiner sich mit dem neuen Gerät auskennt. Die Zeit ist, wie immer, knapp – und so wird das Luftdruckkissen an den Beinen der Patientin angebracht. Als die Schwester das Gerät an den Stromkreislauf anschließt, startet es automatisch. Es gibt auch keine Möglichkeit, es auf einen bestimmten Druck und die entsprechende Pumpfrequenz einzustellen. Ob das Ganze den gewünschten Effekt haben wird? Ob es sich vielleicht sogar negativ auswirken wird? Keine Ahnung. Der Arzt, der das Gerät angeschafft hat, ist nirgends auffindbar.

Wohin mit Fehlermeldungen?

Würde es in einer solchen Arbeitsatmosphäre, in der alle getrieben sind von Zeit- und vor allem von Kostendruck, auffallen, wenn Mitarbeiter langsam aus dem Ruder laufen? Würden die Kollegen in der Lage sein, zu verhindern, dass einer aus ihrem Kreis nicht nur Medikamente verwechselt,

Wohin mit Fehlermeldungen?

sondern auch Menschen tötet? Unabsichtlich vielleicht, vielleicht aber gezielt? Und für den Fall, dass es auffiele, wohin würde man sich wenden? Wie geht man intern generell mit Kritik und Fehlern um? Zumal mit solchen, die den Ruf der Klinik nachhaltig schädigen können, was letztlich auch Auswirkungen auf den eigenen Arbeitsplatz haben kann? Vom »Nestbeschmutzerimage« gar nicht zu reden, denn diesen Stempel hat man schnell weg.

Die Möglichkeiten, die Ärzte und Pflegepersonal in Sachen Kritik- und Fehlerkultur haben, sind überschaubar. Da gibt es das Meldesystem CIRS (Critical Incident Reporting System), das eigentlich aus der Luftfahrt kommt und seit 2014 gesetzlich vorgeschrieben im Gesundheitsbereich eingesetzt wird. Über die CIRS-Plattform kann jeder Mitarbeiter im Gesundheitswesen anonym Fehler melden – ohne befürchten zu müssen, als Denunziant zu gelten oder gar selbst an den Pranger gestellt zu werden. Die Erwartungen waren hoch, doch in der Realität zeigen sich Schwächen. Trotz der Anonymität wird eher zögerlich davon Gebrauch gemacht, und wenn doch, das beklagen zahlreiche Mitarbeiter, würden entsprechende Meldungen keine oder nur unzureichende Folgen nach sich ziehen.[38]

So berichtet ein Pflegemitarbeiter auf CIRS, dass in einer Perfusorspritze, also einer Einwegspritze mit einem Medikament, Reste eines Gummipfropfens gefunden wurden. Kein Einzelfall, solche Beobachtungen werden häufig gemeldet. Es scheint daran zu liegen, dass sich beim Aufsetzen der geschliffenen Nadel auf die Spritze Plastikteile ablösen abkönnen.

Im aktuellen Fall wurde der Gummipfropfen rechtzeitig bemerkt, die Einwegspritze entsorgt. Was passieren könnte, wenn solche Partikel in die Blutbahn geraten, liegt auf der

Hand. Gefäße können verschlossen werden, der Blutfluss könnte behindert werden, der Gerinnungsprozess aktiviert werden, im schlimmsten Fall könnten die Gefäße reißen oder sich entzünden. Kurz gesagt: Gummipfropfen haben im Blut nichts verloren! Entsprechend lautet der Rat für den klinischen Alltag: Genau hinschauen und im Zweifelsfall keine geschliffenen Nadeln bei Perfusorspritzen aufsetzen, sondern das Präparat mit einer normalen Spritze aus einer Ampulle aufziehen. Ein Rat, keine Handlungsanweisung, keine Aufforderung zur Materialüberprüfung seitens der Pharmaindustrie, die Verantwortung bleibt bei den Pflegekräften. Und die Folgen trägt der Patient.

Fast schon komisch wirkt eine Fehlermeldung aus dem November 2015. Eine Patientin, Mitte fünfzig, kommt nach dem Aufenthalt auf einer urologischen Station nach Hause. Dort stellt sie fest, dass es an ihrem Arm in der Ellenbeuge merkwürdig juckt. Und siehe da, sie hatte ein Mitbringsel aus der Klinik mitgebracht, einen zentralen Venenkatheter. Man hatte schlicht vergessen, ihn vor ihrer Entlassung zu entfernen. Der Venenkatheter war, so die Rekonstruktion, schon einige Tage nicht mehr benutzt worden. Seit ihrer Verlegung auf die Normalstation. Das heißt aber auch: Tagelang hat niemand die Frau genauer untersucht oder gepflegt, sonst wäre der inzwischen nutzlose Venenzugang aufgefallen.[39]

Eine »Nachlässigkeit«, die gar nicht so selten vorkommt, wie ein anderer Fall zeigt: Ein Patient brachte mehrere Wochen mit einer Venenverweilkanüle zu, die eigentlich gar nicht mehr gebraucht wurde.[40] Zwar ist eine solche Kanüle durchaus dazu gedacht, einige Tage in der Vene zu bleiben, um Medikamente und Infusionen zu verabreichen. Doch wenn zwei Wochen lang nichts mehr über den Zugang gegeben wird, dann muss er entfernt werden. Den Katheter hatte man gleich bei der Aufnahme gelegt, drei Wochen später steckte er immer noch in der Vene. Ohne Funktion und ohne entsprechende Dokumentation. Die Gefahr dabei: Wenn der Zugang nicht genutzt und regelmäßig desinfiziert wird, kann sich die Vene entzünden und das umliegende Gewebe verändern.

»Nachlässigkeit« ist vermutlich auch der Grund, warum im September 2015 eine ältere Dame für tot erklärt wurde, obwohl sie zum Zeitpunkt der Ausstellung der Sterbeurkunde zwar gebrechlich, aber durchaus noch lebendig war. Was ist passiert? In einer Notaufnahme wurden zwei Frauen mit ähnlichem Familiennamen und wohnhaft im selben Seniorenheim verwechselt. Während des Aufenthalts und der Untersuchungen fiel die Verwechslung nicht auf. Eine der beiden Frauen verstarb nach einem Tag, die andere war nach wie vor am Leben.[41] Vom bürokratischen Aufwand einmal abgesehen, den dieser Irrtum nach sich zog: Wer möchte schon gern vorzeitig für tot erklärt werden?

Unglaublich klingt auch, was im Januar 2015 gemeldet wurde. Ein Patient musste sich einer Operation unterziehen, obwohl seine Akte zum Zeitpunkt des Eingriffs nicht auffindbar war. Er hatte morgens noch das gerinnungshemmende Mittel Heparin zur Thromboseprophylaxe erhalten und wurde am selben Tag am Sprunggelenk operiert. Das Problem dabei: Eigentlich sollte ein bestimmter zeitlicher Abstand zwischen der Einnahme des Medikaments und dem Eingriff gewahrt werden. Sollte es während der Operation einen Zwischenfall geben, könnte es passieren, dass die Blutung nicht gestoppt werden kann – mit dramatischen Folgen. Normalerweise wird die Medikation in der Patientenakte festgehalten, damit die Ärzte genau nachvollziehen können, wann was gegeben wurde, um dann eventuell eine geplante Operation zu verschieben. Doch die Akte war verschwunden, der Patient wurde operiert und so einem unnötigen Risiko ausgesetzt.[42]

Ein Ereignis übrigens, das, so die anonymen Melder dieses Vorfalls, mindestens einmal im Monat vorkomme.

Ein solches Ereignis, beschrieben im Meldesystem CIRS, würde man wohl eher in einem Entwicklungsland vermuten, nicht aber am Hochtechnologiestandort Deutschland. Noch dazu, wo hier eigentlich doppelt dokumentiert werden muss. Es gibt die klassischen Patientenkurven auf Papier, in die alles – jede Medikation, jede Therapie – eingetragen und ihr Erfolg oder Misserfolg bilanziert werden muss. Akten gerade von chronisch kranken Langzeitpatienten nehmen dadurch einen beträchtlichen Umfang an. Parallel dazu muss alles auch noch digital in ein Computerprogramm eingepflegt werden. Ein doppeltes Sicherheitsnetz, zumindest in der Theorie. Die Aussage einer Intensivpflegerin zur Praxis ist eindeutig: »Manche machen das einfach nicht, weil sie keinen Bock haben!« Ein junger Kollege bestätigt am Ende seiner Schicht: »Ich lasse schon mal eine Lücke in der Dokumentation, weil ich denke, das kann ich auch morgen machen.« Doch morgen wird er wieder einen stressigen Dienst haben und vermutlich keine Lust verspüren, seinen Dokumentationspflichten vollumfänglich nachzukommen. Das sind Lücken, die Folgen haben können. Wenn dann die gute alte Papierkurve irgendwo verschludert wurde, hilft auch ein Blick in die Computerdokumentation nicht viel.

Ähnlich erging es einem Patienten, der vor einer Operation feststellen musste, dass auf seinem chirurgischen Aufklärungsbogen zwar sein Name stimmte, sonst allerdings nichts. Weder die Adresse noch das Geburtsdatum war korrekt angegeben. Irritiert blätterte er weiter und stellte fest, dass zumindest die Anamnese seines Falles, also die Patientengeschichte, korrekt auf dem Bogen stand. Als er die Fehler meldete, passierte Folgendes: Er musste schriftlich bestätigen, dass er seine Daten nicht rechtzeitig abgeglichen habe und also für die Datenverwirrung verantwortlich sei.[43]

Es ist bezeichnend für unser System, dass die Verantwortung im Zweifelsfall an den Patienten weitergegeben wird. Bevor er in den OP gerollt wurde, hatte er 15 Minuten Zeit, die entsprechende Erklärung zu unterzeichnen und seine Daten zu korrigieren. Hätte er auch die Verantwortung übernehmen müssen, wenn er aufgrund einer falschen Anamnese nicht beispielsweise den Blinddarm, sondern sein rechtes Bein verloren hätte?

Eine Operation kann sich auch verzögern, wenn die künstliche Beatmung nicht klappt, weil Narkoseschläuche verwechselt werden. So geschehen an einem deutschen Universitätsklinikum im Juli 2014. Dort wurden vor einer Operation Einatmungs- und Ausatmungskanal verwechselt – die künstliche Beatmung konnte nicht gestartet und musste auf Handbeatmung umgestellt werden.[44] Man kann nur hoffen, dass der Patient schon ausreichend sediert war und das Durcheinander und die Aufregung von seiner Operation nicht mehr mitbekommen musste.

Beatmung scheint überhaupt ein schwieriges Unterfangen zu sein. Rettungsassistenten berichten von Notarzteinsätzen, dass Beatmungsgeräte nicht vollständig oder mit fehlerhaften Teilen versehen sind. In einem gemeldeten Fall wurde die sogenannte Gänsegurgel, also das Gerät, das den Patienten mit der Beatmungsmaschine verbindet, mit einem falschen Konnektor geliefert. Beim Einsatz des Geräts wird nach zwanzig Sekunden ein Fehler gemeldet, die Beatmung funktioniert nicht. Doch erst beim dritten Versuch wird klar, dass der Konnektor ausgetauscht werden muss. Wertvolle Zeit geht verloren, die es in der Notfallmedizin eigentlich nicht gibt.

Immer wieder gehen im CIRS-System Meldungen ein über schlechtes oder fehlerhaftes Material. Die Lösung für diese Probleme lautet ganz einfach: bessere Kontrolle. Das Problem: zu wenig Zeit. So auch im folgenden Fall: Ein Patient auf einer inneren Station bekommt Atemnot ohne erkennbaren Grund. Der gut achtzigjährige Mann wird über eine Magensonde ernährt, sodass zunächst der Verdacht besteht, die Sondenkost könnte die Ursache sein. Eine Bronchoskopie, also eine Untersuchung der Atemwege, ergibt dann aber etwas ganz anderes: Bei dem Mann ist ein kleiner Tubus, der ihm über die Nase gelegt wurde, nach hinten in die Atemwege gerutscht. Etwas, das eigentlich nicht passieren darf, denn der sogenannte Wendl-Tubus ist normalerweise durch einen Adapter gesichert. Nicht so in diesem Fall. Als Erklärung vermutet der berichtende Arzt, das Material könnte schadhaft gewesen sein – müsste also aus dem Verkehr gezogen werden. Vermutlich ist der Tubus dann auch noch fehlerhaft gelegt worden, sodass er sich in den Atemwegen lösen konnte. Erschwerend kommt hinzu, dass die betreuende Station nicht darauf hingewiesen worden war, dass der Mann überhaupt intubiert war. Folgerichtig hat den nach hinten verrutschten Wendl-Tubus auch niemand vermisst. Murphys Gesetz, wonach immer alles schiefgeht, was auch schiefgehen kann, hat hier voll gegriffen. Der Patient habe einen »mittleren Schaden erlitten«, so heißt es in dem Bericht – was immer das auch heißen mag.[45]

Wohin mit Fehlermeldungen?

Man könnte die Beispiele an dieser Stelle ins Unendliche laufen lassen. Fakt ist: So etwas passiert in deutschen Krankenhäusern. Jeden Tag. Trotzdem fällt eines ins Auge, wenn man mit Pflegemitarbeitern spricht: Sie reden nicht gern über Fehler. Meist beginnen die Antworten auf die Frage, ob und wann Fehler passieren, mit der Einleitung: »Also, in meinem Bereich habe ich das noch nicht beobachtet, aber ich habe gehört, dass...« Oder: »Mir hat jemand erzählt, dass...« Oder: »Es könnte schon sein, dass...«

Zum einen gewinnt man den Eindruck, dass Fehler oft nicht als solche wahrgenommen werden, solange sie nicht ein sofortiges Ableben des Patienten zur Folge haben. Zum anderen haben sich viele Pflegekräfte so sehr an ihr Arbeitspensum und den alltäglichen Wahnsinn gewöhnt, dass sie die Fehleranfälligkeit bei gewissen Prozessen gar nicht mehr spüren. Es ist ein bisschen wie beim Autofahren: Wen die tägliche Routine im Griff hat, der merkt oft nicht mehr, dass er zu schnell fährt. Außerdem gibt es einen Unterschied zwischen jungen Pflegekräften und älteren Semestern. Jüngere kennen die Arbeitssituation nicht anders und sind eher bereit, sich damit zu arrangieren. Die älteren haben noch den Vergleich mit früher und wissen, was damals anders war. Ob es besser war, sei dahingestellt.

Eine Pflegerin, die Ende der Achtzigerjahre in ihrem Beruf begann, fühlt sich inzwischen extrem gehetzt. »Die Standards wurden geändert«, sagt sie – und es klingt bedauernd. Vor 15 Jahren habe ein Patient mit einem Herzkatheter vier Tage auf Station gelegen, heute werde er nach einem Tag nach Hause entlassen. Ökonomen nennen das effizient, Pfleger nennen das grenzwertig. Der Vorwurf der erfahrenen Pflegekräfte lautet: »Wir haben keine Zeit mehr für gute Pflege!« Alles sei darauf ausgelegt, dass Patienten schlicht nicht aufwendig zu pflegen seien. Eine Vorgabe, die mit der Realität oft nicht in Einklang zu bringen ist. Ein 45-minütiger Verbandswechsel sei heute kaum mehr im Zeitplan vorgesehen, geschweige denn vor den Vorgesetzten zu vertreten. Gemacht werden muss er aber doch, wenn es der Zustand eines Patienten erfordert. Und wenn dann während eines solchen Verbandswechsels in einem anderen Zimmer ein Patient nachblutet, dann könne es zu brenzligen Situationen kommen, erzählt die Pflegerin. Inzwischen sei es so, dass sie sich über jeden Angehörigen freue, der in der Klinik bleibe und gewisse pflegerische Aufgaben übernehme. »Wir schaffen das einfach nicht allein!«

Fehlende Kritik- und Kommunikationskultur

Was viele Pflegkräfte eint, ist die Kritik an den Ärzten. Immer wieder kommt in Gesprächen die Feststellung: »Ärzte hören ohnehin nicht auf uns!« – »Ich bin doch nur ein kleines Licht!« oder »Ärzte widersprechen sich permanent gegenseitig!« Eine fünfzigjährige Krankenpflegerin sagt vorwurfsvoll: »Die Ärzte schätzen uns nicht wert. Wir sind an der Basis, und da wirst du einfach nicht gehört.«

Das Problem, das dieser Einschätzung zugrunde liegt, ist die strikte Trennung der Bereiche Medizin und Pflege in deutschen Krankenhäusern. Unter den damit verbundenen Schwierigkeiten leiden Ärzte und Pfleger gleichermaßen. Die mangelnde Verzahnung führe dazu, dass er Probleme mit dem Pflegepersonal nicht direkt ansprechen könne, beklagt ein Oberarzt. Der Dienstweg müsse eingehalten werden und der sehe vor, dass Kritik nur über die Pflegedienstleitung geäußert werden könne. Es müsse quasi »über Bande gespielt werden« und das werde in der Regel als grundsätzlicher Angriff auf die Mitarbeiter verstanden. Besser wäre es, die Dinge auf einer anderen, informelleren Ebene zu thematisieren. Nur so könnte sich eine konstruktive Kritikkultur etablieren. Das allerdings funktioniert nur in Einzelfällen, wenn Vorgesetzte entsprechende Gesprächsrunden eingeführt haben, an denen alle Mitarbeiter verpflichtend teilnehmen müssen. Dazu später mehr.

Das gegenwärtig dominierende System führt auch dazu, dass Pflegekräfte sich oft nicht wertgeschätzt fühlen. »Ich bin ja nur die Pflegekraft!« ist der Satz, den man im Gespräch mit Schwestern und Pflegern in schöner Regelmäßigkeit hören kann. Sie fühlen sich degradiert, wenig wahr- und noch weniger ernst genommen. Erschwerend kommt hinzu, dass es heute praktisch keinen Raum mehr für zwanglose berufsgruppenübergreifende Gespräche gibt. Früher habe man bei Schichtübergabe noch gemeinsam gefrühstückt. Heute müssen alle noch schnell ihre Dokumentation erledigen. Nicht einmal für einen gemeinsamen Kaffee bleibt genügend Zeit. Zwar werden offizielle Teambesprechungen angesetzt, doch die Zeit, die dafür aufgewendet werden muss, fehlt am Ende für die Verrichtung der Pflege.

Eine Pflegerin, die zehn Jahre auf einer neurochirurgischen Station gearbeitet hat, erzählt folgende Geschichte: Ein Patient Mitte dreißig, vorbelastet durch Alkohol- und Drogenkonsum, wurde eingeliefert, weil sich Flüssigkeit in seinem Gehirn angestaut hatte, die nicht richtig abtransportiert werden konnte. Ein erhöhter Druck im Gehirn war die Folge, deshalb wollte man einen sogenannten Shunt legen, eine mit einem Ventil versehene Verbindung, durch die Gehirnflüssigkeit ablaufen sollte. Leider funktionierte das System bei dem Mann nicht sonderlich gut. Er hatte nach wie vor einen Druck im Kopf, ihm war schwindelig, übel, er musste sich erbrechen. Es war für die Pflegemitarbeiter offensichtlich, dass das Ventil des Shuntsystems nicht richtig eingestellt war. Den Ärzten wurde dies auch mitgeteilt, sie entließen den Mann trotzdem. Viel zu früh, wie sich zeigen sollte. Vierzehn Tage später war er wieder auf Station – in schlechterem Zustand als zuvor. »Das ist ein Moment, wo man schon an seine Grenzen kommt!«, sagt die Pflegefachkraft.

Das ist übrigens auch der Moment, in dem aus ökonomischer Sicht die Behandlung des Patienten sehr teuer wird. Kommt er nach zwei Wochen zurück, noch dazu mit Folgeerkrankungen, gilt das abrechnungstechnisch als ein Fall. Kommt er erst nach drei Wochen zurück, wird ein neuer Fall angelegt, die Berechnung der Kosten beginnt von vorn.

Eine Intensivschwester bestätigt, dass viele Ärzte Fehler nicht zugeben können und auch nicht gern Rat bei anderen Fachbereichen suchen. »Viele Ärzte müssten eigentlich erst einmal erzogen werden, was Kommunikation angeht«, so ihr Fazit. Das klingt nach mühsamer Arbeit, nicht nach etwas, das eigentlich selbstverständlich sein sollte. Ein Austausch über die Krankengeschichte, die Therapie, ihren Verlauf etc., um die bestmögliche Versorgung zu gewährleisten, die übrigens auch eine durchaus wirtschaftliche sein kann, wie oben erwähnter Fall des Patienten mit dem falsch eingestellten Shunt zeigt.

Dass Ärzte offenbar besondere Schwierigkeiten haben, Fehler einzugestehen, belegt auch eine Studie aus den USA. Sie kommt zu dem Ergebnis, dass über vermeidbare Fehler von Krankenschwestern und -pflegern dreimal häufiger berichtet wurde als über Fehler, an denen Ärzte beteiligt waren.[46]

Dabei wäre eine offene Kommunikation zwischen den »Hierarchieebenen« nicht nur für Patienten hilfreich. Gerade junge Assistenzärzte, die über viel theoretisches aber nur wenig praktisches Wissen verfügen, sind im Alltag auch auf die Expertise erfahrener Pflegekräfte angewiesen. Doch dieses so wichtige Miteinander auf Augenhöhe findet nicht immer statt. Wer mit Ärzten spricht, bekommt im Übrigen genau dieselben Klagen zu hören über die mangelnde Kommunikation der Pflegekräfte. Einigen können sich beide Seiten allerdings schnell auf eines: Im Alltag fehlen schlicht Zeit und Raum für eine adäquate Kommunikationskultur.

Genau das bestätigt der Oberarzt eines großen Uniklinikums: »Es gibt in unseren Kliniken generell keine Gesprächskultur mehr. Und schon gar nicht gibt es die Chance, dass wir sachlich über unsere Arbeit reden könnten, ohne uns sofort gegenseitig der Fehler zu bezichtigen.« Er verweist auf den angelsächsischen Raum, in dem sich sogenannte M&M-Runden durchgesetzt haben. In diesen »Morbiditäts- und Mortalitätskonferenzen« wird interdisziplinär über bestimmte Fälle diskutiert, um gemeinsam die richtige Behandlungsstrategie festzulegen. Sie bieten darüber hinaus die Möglichkeit, Fehler zu analysieren. Wir werden später noch genauer darauf eingehen, warum sich diese Konferenzen in deutschen Kliniken bislang nicht fest etabliert haben. Für den Moment sei nur so viel gesagt: Es fehlt an Zeit, an Mut, Fehler zuzugeben – und schlicht an einer entsprechenden Diskussionskultur.

Konsequenzen werden nicht gezogen

Schon im Jahr 2005 belegte eine britische Studie, dass ungewollter Schaden von den Patienten vor allem dadurch abgewendet werden kann, wenn Fehler nicht rückgemeldet werden, sondern auch Konsequenzen darauf folgen. So heißt es in der staatlich geförderten Untersuchung, folgende Faktoren seien entscheidend: Es brauche eine Kultur, in der Fehler einfach gemeldet werden können, ehrlich und ohne die Sorge, dafür bestraft zu werden; und es müsse sichergestellt sein, dass aus diesen Fehlern, die dem nationalen Gesundheitssystem übermittelt würden, gelernt werde – und zwar vor Ort, aber auch auf Landesebene.[47]

Gleichwohl: Selbst wenn das Miteinander der verschiedenen Professionen gut funktioniert, die Kommunikation stimmt und auch die Fehlerkultur konstruktiv praktiziert ist – selbst dann passieren Fehler. Der Pflegedienstleiter einer herzchirurgischen Intensivstation gibt unumwunden zu: »Wir haben eine schwere Abweichung im Monat.« Auch auf seiner Station wurden Medikamente schon in falscher Konzentration gegeben. Kürzlich gab es auf seiner Station einen Patienten, dessen Thrombose mittels einer sogenannten Lysetherapie behandelt werden sollte. Die Blutgerinnsel, die sich in seinen Gefäßen entwickelt hatten, sollten aufgelöst werden, weshalb der Mann Blutverdünner und Gerinnungshemmer bekommen sollte. Über einen Katheter in der Leiste wurden die Medikamente verabreicht. Für den Arzt und das Pflegepersonal war klar: Der Mann musste ruhig liegen bleiben. Ihm selbst schien das hingegen gar nicht klar zu sein. Er stand zu später Stunde auf und riss sich dabei versehentlich den Katheter aus der Leiste. Das allerdings wurde relativ spät bemerkt, da alle Pflegekräfte mit anderen Notfällen beschäftigt waren. Als der Vorfall endlich bemerkt wurde, dauerte es lange, bis die Blutung gestillt werden konnte. Aufgrund der gegebenen Blutverdünner. Jeder Fall dieser Art sei einer zu viel, so der Pflegedienstleiter.

Oftmals, so sagt er, sind es Kollegen mit Migrationshintergrund, die schneller überfordert sind. Sie brauchen verständlicherweise länger, um Dinge zu verstehen, und tun sich schwer damit zuzugeben, wenn sie etwas nicht verstanden haben. Ein Problem, das sich verschärfen könnte. Dem letzten Krankenhaus-Barometer zufolge gab jede fünfte Klinik an, Mitarbeiter aus dem Ausland zu beschäftigen.[48] Eine naheliegende Lösung, wenn man bedenkt, wie viele Stellen in der Pflege unbesetzt sind – und wie viele Fachkräfte in den nächsten Jahren noch fehlen werden. Wie bereits erwähnt, ist die größte Hürde die Sprache. Wenn schon einheimische Mitarbeiter die Namen von Medikamenten oder Diagnosen verwechseln – wie soll es dann erst Pflegern gehen, die der deutschen Sprache nicht vollends mächtig sind?

Treffen diese Pflegekräfte mit ihren teils unzureichenden Deutschkenntnissen auf Patienten mit unzureichenden Gedächtnisleistungen, dann ist das eine gefährliche Mischung. Schon jetzt verzeichnen Kliniken einen starken Anstieg an Demenzpatienten, ohne strukturell darauf ausgerichtet zu sein. Viele brauchen bei allem Unterstützung, das beginnt bereits beim Essen. Weil das anstrengend und zeitaufwendig sei, erzählt ein Pfleger, werde oftmals zu schnell eine PEG, also eine Magensonde, gelegt. Einige Kliniken versuchen, das Problem mit diesen betreuungsintensiven Patienten mithilfe von sogenannten Alltagsassistenten zu lösen. Doch die belasten das Budget, weshalb sie insgesamt zu selten und in zu geringer Zahl eingesetzt werden.

Ein Verwirrter merkt nicht, wenn die Informationen in

der Patientenakte nicht stimmen. Er merkt nicht, wenn er die falschen Medikamente bekommt. Er merkt vielleicht noch nicht einmal, dass er im Krankenhaus ist und nicht mehr im Pflegeheim oder zu Hause. Er merkt nur, dass er fremd ist – und möchte weg. »Das ist wirklich eine große Herausforderung«, sagt eine Pflegerin seufzend. In ihrer Einrichtung gibt es Balkone und Flure mit offenen Türen, »da kann jeder weg, wenn er will«.

Einer, der genau damit schon seine Erfahrungen gemacht hat, ist der Vorstandsvorsitzende eines Krankenhausverbundes in Niedersachsen. In einer dieser Kliniken passierte vor einigen Jahren Folgendes: Eine ältere Dame kam auf die Gastroenterologie, eine Station, die sich mit allen Erkrankungen des Magen-Darm-Trakts beschäftigt. Die Frau war offenkundig vollkommen verwirrt und fühlte sich auf der Station nicht wohl. Fixiert, also am Bett festgegurtet, werden durfte sie nicht, das ist ohne einen richterlichen Beschluss verboten. Die Station war nicht gesichert, niemand bekam mit, dass die demente Patientin das Krankenhaus einfach verließ. Als ihr Verschwinden auffiel, war es zu spät.

Die Frau wurde wenige Tage später tot aus einem nahe gelegenen Fluss geborgen. Die Angehörigen schalteten die Kriminalpolizei ein und wollten das Klinikum wegen unterlassener Hilfeleistung verklagen. Juristisch war die Klinik nicht zu belangen. Doch für die betreuenden Pfleger blieb das Gefühl: Hätten wir besser aufgepasst, könnte die Frau noch leben. Es blieb das Gefühl, die Arbeit gut machen zu wollen – aber innerhalb eines Systems agieren zu müssen, das immer fehleranfälliger wird. Und das seinen Blick immer weiter von den Menschen abwendet. Von den Patienten ebenso wie von den Mitarbeitern.

3
Gewalt gegen Schutzbefohlene

Ein Thema, über das niemand gerne spricht, ist Gewalt in der Pflege. Dabei kommt sie tagtäglich vor. Wie häufig und in welchem Ausmaß, lässt sich schwer sagen, die Dunkelziffer ist hoch, aber die wenigen belastbaren Zahlen, die vorliegen, sind erschreckend: In anonymen Befragungen gaben 40 Prozent der Pflegekräfte an, schon einmal verbale Gewalt ausgeübt, die Patienten also beschimpft zu haben. Knapp ein Zehntel der Pflegekräfte räumte ein, auch körperlich schon einmal rabiat geworden zu sein. An den Haaren ziehen, einen Patienten kneifen oder schlagen, das sind die gängigsten Ausraster.[1]

In einer 2009 veröffentlichten Studie räumten 39,7 Prozent der befragten Pflegekräfte während der letzten zwölf Monate mindestens eine Form von problematischem Verhalten ein. Am häufigsten wurden verbale Aggressionen oder psychische Misshandlungen genannt (21,4 Prozent). Weitere 10 Prozent der Befragten berichteten über mechanische und 4 Prozent über medikamentöse »Freiheitseinschränkung«. Dahinter verbergen sich Fixierungen und die Gabe von Beruhigungsmitteln.

Nach eigenen Angaben haben 8,5 Prozent aller Befragten mindestens einmal in den vergangenen zwölf Monaten einen Pflegebedürftigen physisch aggressiv behandelt. Die Untersuchungsteilnehmer selbst waren der Auffassung, nur ein Drittel bis maximal die Hälfte solcher Vorfälle würde bekannt.[2]

Bei einer anderen Befragung von 577 Pflegekräften berichteten 81 Prozent, verbale Gewalt beobachtet zu haben, 36 Prozent konnten das Vorkommen körperlicher Gewalt bezeugen.[3] Ähnlich erschreckende Zahlen liefert eine eigene Studie an der Universität Witten-Herdecke. Im Herbst 2015 beteiligten sich daran 4272 Pflegekräfte. Rund die Hälfte hatte in den vergangenen zwölf Monaten an ihrem Arbeitsplatz schon einmal beobachtet, dass Patienten barsch angefahren oder beschimpft worden waren; 25 Prozent hatten registriert, dass man Patienten grob behandelte.

Diese Zahlen sind bitter. Vor einem falschen Schluss aber sollte man sich hüten: Kliniken oder Heime ziehen keineswegs Menschen an, die eine Affinität zu Gewalt haben. Es ist das System, das seine Mitarbeiter konsequent dazu bringt, an ihrer Belastungsgrenze und darüber hinaus zu agieren. Um es noch einmal zu betonen: Viele Mitarbeiter sagen im Gespräch, dass sie ihre Arbeit gern machen. Trotz allem. Dass sie im Rahmen ihrer Möglichkeiten helfen wollen, damit es den Menschen gut geht. Dass sie aber immer wieder merken, dass die Arbeitsbelastung zu hoch und das Diktat der Ökonomie einfach zu groß ist, um wirklich gute Arbeit zu leisten. Wenn dann kein Raum gewährt wird, in dem Mitarbeiter Dampf ablassen können, in dem sie professionelle Unterstützung bekommen und überhaupt einmal gehört werden, hat das Konsequenzen. Es entwickelt sich ein resignatives Arbeitsklima.

Wenn Arbeit unzufrieden macht

Der Mann, nennen wir ihn Thomas, ist Anfang fünfzig. Seit elf Jahren arbeitet er als stellvertretender Pflegedienstleiter auf einer großen Herzintensivstation. Er sagt: »Noch bevor schwerwiegende Fehler passieren, merkt man, dass etwas nicht stimmt.« Sein Beispiel: Mittagessen. Ein Patient bekommt mit über einer Stunde Verspätung sein Mittagessen. Er braucht Hilfe beim Essen, kann sich alleine nicht versorgen. Aber weil andere Dinge wichtiger sind, bleibt die Mahlzeit erst einmal stehen. Das ist für sich genommen kein Fehler, »aber meinen Kindern würde ich das nicht zumuten«, sagt Thomas. Im Krankenhaus, fügt er bitter hinzu, seien zuerst die Patienten die Leidtragenden, als Zweites würden die Pflegekräfte missbraucht. »Wir sind es, die mit unserem schlechten Gewissen klarkommen müssen.« Manchmal würde er gerne kündigen, aber als Familienvater sei das nicht so leicht.

Auch Sabine, die seit dreißig Jahren in der Pflege arbeitet, würde am liebsten etwas anderes machen. Mit vier Kollegen ist sie zuständig für 45 Betten – in den letzten Monaten waren sie oft nur zu dritt. Sabine brach vor einem Jahr mitten im Dienst zusammen. Kollaps, totale Überlastung. Das war ihr schon einmal passiert, einige Jahre zuvor, auf einer anderen Station. Auf der jetzigen seien die Arbeitsbedingungen lange ganz okay gewesen, doch die Situation habe sich kontinuierlich verschärft. Sie liebe das Team, mache ihre Arbeit mit Leidenschaft. Und jetzt fürchtet sie, dass genau das ihr Problem sein könnte. »Ich bin Perfektionistin«, sagt sie. »Und ich sehe, wenn ich die Arbeit nicht machen kann, die eigentlich gemacht werden müsste. Weil zu wenig Personal da ist. Das macht mich fertig.« Sie habe schon lange keine Zeit mehr, um Patienten gründlich zu waschen. Und das sei noch das geringste Problem. Das ganze System sei nur noch ausgelegt für eine Minimalversorgung. »Eigentlich dürften wir nur in das Zimmer reingehen, Blutdruck messen, Tabletten hinstellen, Pflaster wechseln, rausgehen. Mehr ist nicht drin. Wir haben aber viele alte, schwer kranke Leute auf Station, die man komplett versorgen muss. Das können wir nicht leisten, deshalb sind wir froh, wenn uns Angehörige einen Teil der Arbeit abnehmen.«

Auf unseren Vorhalt, dass das ja wohl nur »Arbeiten« wie beim Essen oder Waschen helfen sein sollten, starrt sie lange ins Leere. »So sollte es sein. Natürlich.«

Zwischen den Zeilen ist deutlich herauszuhören, dass es auch für andere Dinge nicht mehr reicht. Die Situation verschärft sich zusätzlich zur Urlaubszeit oder wenn Kollegen krank sind. Dann muss unter Umständen ein Pfleger 15 oder zwanzig weitere Patienten mit übernehmen. Da heißt es hinter vorgehaltener Hand dann schon mal, jetzt könne »von den Standards abgewichen werden«.

Sabines Geschichte ist eine von vielen, an denen sich aufzeigen lässt, wie die Zustände in unserem Gesundheitssystem erst Auswirkungen auf die Patienten haben und dann auf die Mitarbeiter. Patienten werden mangelhaft versorgt, Pfleger erleiden einen Zusammenbruch, fallen vielleicht längere Zeit aus oder können/wollen nicht mehr in ihren Beruf zurückkehren und verschärfen so den Pflegenotstand.

Was können Mitarbeiter des Gesundheitswesens tun, um nicht in diese Spirale zu geraten? Das Arbeitsrecht sieht die Möglichkeit vor, dass ein Arbeitnehmer selbst eine Überlastungsanzeige machen kann. Damit kann er seinen Arbeitgeber darüber informieren, dass die Arbeitssituation gefährdend für ihn selbst, aber auch für Dritte ist. Ein Instrument, das in Krankenhäusern zunehmend genutzt wird, auch aus versicherungstechnischen Gründen. Wer den Arbeitgeber über eine akute Belastung in Kenntnis setzt, kann für etwaige Fehler in dieser Zeit schwerlich belangt werden.

Konkret hilft das dem Überlasteten allerdings nur bedingt weiter. Selbst wer eine solche Überlastungsanzeige verfasst, für den ändert sich zunächst einmal nichts. Er muss im Alltag trotzdem irgendwie klarkommen. Denn wie eine Pflegerin resigniert bemerkt: »Nach so einer Anzeige wird ja niemand Neues hergezaubert. Das Team muss das irgendwie schaffen. Und wenn dann einer wegen einer Belastungsanzeige vielleicht eine zusätzliche Pause bekommt, muss der Rest das wuppen. Da überlegt man sich schon, ob man so was macht. Zumal man nie weiß, was das langfristig für Konsequenzen nach sich zieht und ob es einen nicht den Job kosten kann.« Trotzdem würden sich die Überlastungsanzeigen auf ihrer Station häufen. Klinikleitung, Ärzte und Mitarbeiter sollten darin ein Zeichen sehen. Ebenso darin, dass Patienten in Bewertungsbogen über ihren Aufenthalt regelmäßig angäben, dass das Personal hektischer werde und nicht ausreichend erkläre. Für die Mitarbeiter sei dieses Feedback frustrierend, aber unvermeidbar, weil es die Realität wiedergebe.

Im Grunde müsste es einen großen Aufstand in der Branche geben. Doch resigniert erklärt die Krankenschwester: »Wir sind alle zu gutmütig.« Man übe den Beruf aus, weil man eben irgendwie sozial eingestellt sei – und weil man sich täglich einrede, dass doch eigentlich alles in Ordnung sei.

Für Pflegekräfte wie auch für viele Ärzte ist klar: Kaum ein Krankenhaus macht ein Plus. Trotz der Ökonomisierung in den Kliniken. Der einhellige Tenor lautet: Die Verwaltung habe nur wenig Einblick in die medizinischen Abläufe, gleichwohl werde dort aber bestimmt, wie es im Krankenhaus zu laufen habe. Sabine, jene Krankenschwester, die die Überbelastung mit einem Kollaps büßen musste, sagt: »Da fühle ich mich absolut vernachlässigt und verarscht, wenn mir dann einer sagt, ihr müsst noch schneller machen.«

Der Pflegedienstleiter einer Intensivstation pflichtet ihr bei. Wenige Betriebswirte wüssten, wie das System Krankenhaus funktioniert. Das Einzige, was zähle, sei die Fallzahl. Die Pflege hängt immer vom Etat des jeweiligen medizinischen Bereichs ab und leidet an dem Problem, zu teuer zu sein – allein aufgrund des notwendigen Personals. Er bedauert, dass der Berufsstand der Pflege sich in seinem Unternehmen, wie er die Klinik nennt, nicht positionieren konnte. Gegen die fortschreitende Ökonomisierung habe es keine Widerstände gegeben, keine Gegenargumente. Im Gespräch mit ihm fallen auch die Begriffe »Opferrolle« und »Abwärtsspirale«. Der Ökonomisierungsprozess habe vor allem eines mit sich gebracht: »Wir dünnen die Qualität in der Fläche aus, um punktuell leisten zu können, was gefordert ist.«

Sebastian ist Ende vierzig und Pflegefachkraft auf einer Herzstation. Er bedauert, dass man »mehr die medizinischen Dinge und die organisatorischen und logistischen Abläufe verwaltet, als dass man sich wirklich ganzheitlich um den Patienten kümmern kann«. Seiner Meinung nach ordnen die Krankenhäuser sich zu sehr dem von der Politik und den Kassen auferlegten DRG-System unter. Alles, was diese Unterordnung nach sich zieht, hält er für eine falsche Entwicklung: erzwungene Fallzahlsteigerungen, kürzere Liegezeiten, vor allem auf der Intensivstation. Dem Diktat der Ökonomie folgend müsse man Patienten schneller auf die Normalstation verlegen. »Früher haben wir Patienten noch aufgepäppelt, das ist heutzutage nicht mehr drin.« Besonders zu kämpfen hätten seiner Meinung nach kardiologische Stationen, die frisch operierte Herzpatienten aufnehmen müssen. »Diese Kranken sind pflegerisch aufwendig!« Wenn er mitbekomme, dass von 35 Patienten nur fünf selbstständig auf die Toiletten gehen könnten, dann helfe man schon mal auf der kardiologischen Station aus, sagt er. Eine Dauerlösung sei das aber nicht, zu hoch sei die eigene Arbeitsbelastung.

Eine Kollegin von der Kardiologie kann da nur zustimmen. Sie sagt, der Stress habe in den letzten zwei Jahren deutlich zugenommen. »Wir haben einfach viele Patienten, die direkt von den Wachstationen kommen.« Beispielsweise nach Eingriffen an den Herzklappen; häufig seien zum Beispiel Operationen, bei denen eine Ersatz-Aortenklappe über die Leiste eingeführt wird. Die Frischoperierten, so schildert sie, blieben einen Tag auf der Intensivstation, dann würden sie bereits verlegt. »Diese Patienten können nicht viel, manche sind verwirrt und alle muss man mobilisieren.« Und das kostet Zeit. Ihr Fazit ist ernüchternd: »Eigentlich ist es unmenschlich, was gefordert wird. Das ist nicht zu schaffen.«

Eine pflegerische Stationsleitung beschreibt einen ganz normalen Arbeitsalltag so: »Ich arbeite immer unter Druck. Auf der Station gibt es 45 Betten, das Telefon klingelt nonstop. Patient A muss zum Röntgen, Patient B bekommt einen Herzkatheter, muss vorher aber noch ein Langzeit-EKG machen. Wenn ich jemanden zum Röntgen begleiten muss, dauert das, und ich bin weg von der Station, kann mich also nicht um andere Patienten kümmern. Permanent prasseln Informationen auf einen ein, nichts darf vergessen werden.«

Das alles sei »schon sehr dicht«. Es klingt, als würde sie sich selbst Mut zusprechen, wenn sie sagt: »Es gelingt mir in der Regel, ruhig zu bleiben.« Man müsse nach Kräften versuchen, alles irgendwie am Laufen zu halten. Dass da auch einiges durch das Raster falle, sei logisch. »Ich führe oft keine korrekte Reinigung bei den Patienten durch, säubere höchstens Gesicht, Zähne und vielleicht den Genitalbereich.« Viel schlimmer als eine solche Katzenwäsche findet sie, dass ihr keine Zeit mehr für Gespräche bleibt. Die meisten Patienten hätten einen großen Redebedarf, müssten schließlich ja auch aufgeklärt werden. »Manche fragen mir regelrecht Löcher in den Bauch!«, sagt sie, und fast klingt es wie ein Vorwurf. Hinzu kämen die besorgten Angehörigen, die sich vor Ort oder über das Telefon ein Bild vom Krankheitszustand des Patienten verschaffen wollen.

Angehörige mit ihrem berechtigten Bedürfnis nach Aufklärung oder auch nur einem anteilnehmenden Gespräch scheinen für viele Pflegekräfte ein echtes Problem zu sein. Nicht wenige klingen genervt, wenn sie darüber reden. Natürlich könne man das Bedürfnis nach Aufklärung verstehen, aber die Zeit, die sie mit solchen Gesprächen verbringe, fehle ihr bei der restlichen Arbeit, erklärt eine Intensivpflegerin eines städtischen Klinikums. Sie schildert folgendes Beispiel: Auf ihrer Station liegt eine junge Frau, die gerade einen Selbstmordversuch hinter sich hat. Mit fünfzig Pillen eines Antiepileptikums hatte sie versucht, sich das Leben zu nehmen. Nun liegt sie im künstlichen Koma, während Ärzte und Pfleger versuchen, das Gift aus ihrem Körper herauszubekommen. Die Intensivschwester schildert, wie sie der verzweifelten Mutter und der weinenden Schwester der Patientin erklärt, was geschehen ist und wie es weitergeht. Als eine halbe Stunde später auch noch der Bruder der Patientin kommt und ebenfalls nachfragt, verweist sie ihn an die Mutter. Man möge sich doch bitte innerfamiliär auf einen Ansprechpartner einigen, der die Informationen dann weitergeben kann. Ihr Vorschlag stößt auf Verwunderung, die Familie fühlt sich brüskiert. Als der Bruder später noch einmal nachfragt, holt die Schwester genervt die diensthabende Ärztin. »So etwas ist nicht toll, aber am Ende bleibt einem nichts anderes übrig.«

Gespräche mit Patienten und Angehörigen als lästige und unangenehme Pflicht. Berücksichtigt man das Arbeitsaufkommen und die geringe Zahl der Pflegekräfte, ist das verständlich. Da aber auch Mediziner häufig ihrer Aufklärungspflicht nur ungenügend nachkommen, zeigt sich gerade hier das Antlitz einer degenerierten Medizin, die nur mehr auf die Technik blickt. Der Mensch mit seinen Bedürfnissen scheint im Weg zu sein. Den meisten Mitarbeitern des Gesundheitswesens ist dieses Missverhältnis bewusst. Dagegen tun können sie kaum etwas. »Viele meiner Kollegen blenden das aus, sonst könnten sie sich nicht mehr im Spiegel ansehen. Die meisten von uns sind mit großem Idealismus in diesen Beruf gegangen, in der Realität, so wie sie derzeit ist, kommt man da schnell an seine Grenzen«, sagt eine Intensivpflegerin.

Ein Pflegedienstleiter meint lapidar: »Wo gehobelt wird, da fallen Späne – auch im Krankenhaus.« Und wenn dann eine Klinikleitung sage, es gebe immer noch zu viel Pflegepersonal, dann sei das ein ganz schlechter Witz. Nur lachen könne darüber niemand mehr.

Kranke Helfer

All diese Gespräche belegen die große Unzufriedenheit, die unter Mitarbeitern im Pflegebereich herrscht. Neueste Zahlen einer Studie der Universität Witten-Herdecke bestätigen diesen seit Jahren anhaltenden Trend: Befragt wurden 5055 Mitarbeiter des Gesundheitssystems, mehr als drei Viertel kamen aus dem Bereich der Pflege. Über 40 Prozent der Krankenschwestern und -pfleger gaben an, mit ihrer beruflichen Situation unzufrieden zu sein.

Diese Unzufriedenheit ist eine Ursache dafür, dass immer mehr Mitarbeiterinnen und Mitarbeiter aus Gesundheitsberufen ausfallen. Kurzfristige Krankheitsausfälle sind an der Tagesordnung, Vollzeitkräfte reduzieren auf Teilzeit, Mitarbeiter, die der körperlichen Belastung nicht mehr standhalten, lassen sich versetzen oder frühverrenten. Michael Simon hat in verschiedenen Arbeiten[4] nachgewiesen, dass seit Einführung der Fallpauschalen etwa 35 000 Stellen in der Klinikpflege abgebaut wurden. Zumindest in den ersten Fallpauschalen-Katalogen sei der Pflegeaufwand nicht ausreichend abgebildet und deshalb in vielen Krankenhäusern vernachlässigt worden. Nach dem Motto: Wenn etwas nicht in die Klassifizierung passt, dann wird es wohl nicht gebraucht!

Ein anderes Problem, auf das Simon hinweist, ist die unsichere Datenlage zum Personalausfall. Er bestreitet nicht, dass es ihn gibt – aber seit in Deutschland 1996 die sogenannte Pflegepersonal-Regelung abgeschafft wurde, gibt es kein Bemessungsverfahren mehr für den Personalbedarf in der Pflege. Und wo nicht gemessen wird, da kann nur geschätzt werden. Genau das tun viele Krankenhäuser: Sie kalkulieren mit fünf bis sechs Prozent krankheitsbedingten

Fehlzeiten, das ist im Vergleich zu anderen Berufssparten überdurchschnittlich viel.

Krankenhäuser haben unterschiedliche Strategien, um mit einem akuten Personalausfall umzugehen. Einige haben einen Mitarbeiterpool, der bei Bedarf angerufen werden kann. Das allerdings wird schwieriger, je mehr Teilzeitkräfte in der Pflege arbeiten. Denn dann führt jeder zusätzliche Dienst dazu, dass Überstunden angesammelt werden, die eigentlich aufgrund der dünnen Personaldecke nicht wieder abgebaut werden können. In vielen Kliniken wird dieses Problem auf dem Rücken der Mitarbeiter ausgetragen. Sprich: Wenn einer ausfällt, müssen die anderen eben noch mehr schuften.

Manche Stationen haben auch einen sogenannten Hintergrunddienst eingeführt. Einen Dienst also, der nicht mit pflegerischen Arbeiten betraut ist, sondern sich beispielsweise um die Dokumentation kümmert. Theoretisch wird dieser Dienst von vornherein im Monatsplan als Puffer für den Tag- und Nachtdienst vorgehalten. Er kann daher auch bei kurzfristigen Krankheitsfällen einspringen. Aber schon wenn zwei Mitarbeiter krank sind, kann es eng werden. Außerdem gibt es da noch eine Einschränkung: Wenn die Mitarbeiter ohnehin schon durch Überstunden belastet sind, wird der Hintergrunddienst oft nicht mehr eingeplant – aus, wen wundert es, Kostengründen.

Der Deutsche Berufsverband für Pflegeberufe hat 2014 ein Konzept zur »Kompensation von Personalausfällen in der Pflege« vorgelegt.[5] Darin wird aufgelistet, wie Krankenhäuser mit akuten Personalausfällen umgehen: Manche Pflegedienstleitung zieht Mitarbeiter gerne mal von einer Station auf eine andere ab. Leiharbeit ist ebenfalls eine Option, allerdings meist nur bei langfristigen Ausfällen. Und auch nur dann, wenn die Klinik die höheren Kosten in Kauf nimmt. Der Berufsverband weist darauf hin, dass selbst das Einspringen von Teilzeitkräften außertarifliche Überstundenzuschläge auslöst. Das gefällt vielen Arbeitgebern gar nicht.

Wenn Pflegekräfte krank werden oder auf Teilzeit reduzieren, kann sich dahinter auch eine Form der Ausweichstrategie verbergen: um dem Arbeitsstress aus dem Weg zu gehen oder um das, was man heute als Work-Life-Balance bezeichnet, wiederherzustellen. Eine Krankenpflegerin sagt: »Ich arbeite drei Tage, dann habe ich mindestens drei Tage frei. Nur so kann ich die Belastung schultern.« Leisten kann sich das in diesem Job aber nur, wer keine Familie zu ernähren hat. Ein normaler Krankenpfleger in der höchsten Gehaltsstufe verdient monatlich brutto maximal knapp 3000 Euro, ein Intensivpfleger geht mit etwas mehr nach Hause.[6]

Was also tun, wenn das Geld zu Hause gebraucht wird – die Arbeit aber an den Nerven zerrt?

Eine Intensivschwester zuckt hilflos mit den Schultern. »Jeder geht anders mit Stress um, die meisten versuchen, das auszublenden. Man will nicht so genau hingucken, nicht bei sich und auch nicht bei den anderen. Augen zu und durch.« Eine halbe Stunde später sagt sie: »Wenn ich es mir recht überlege, dann gibt es schon viele psychisch Auffällige.« Wir wollen wissen, was sie damit meint. »Na ja, wir reden schon manchmal ganz schön zynisch über die Patienten. Aber ganz ehrlich, irgendwie muss man das alles verarbeiten und die Sprache ist für viele ein Ventil.«

Zynismus ist ein Aspekt, um den es in unseren Gesprächen häufig geht. Fast jeder Pfleger kennt einen Kollegen, der zynisch oder sarkastisch ist. Die Grenzen zwischen diesem scheinbar benötigten Ventil und offener Bösartigkeit ist schmal. Diejenigen, die sie eines Tages massiv überschreiten und Gewalt ausüben, zeichnet aber noch etwas anderes aus. Ein Krankenpfleger, der inzwischen den Nachwuchs ausbildet, sagt: »In jedem Jahrgang gibt es einige, die nicht geeignet sind für diese Arbeit. Die Pflege nur als etwas Funktionales ohne Bezug zu einem Menschen sehen. Sie arbeiten ihre Aufgaben ab, betrachten den Patienten als Objekt und interagieren nicht mehr!«

Das Problem dabei sei, dass nur selten rechtzeitig eingeschritten werde. Selbst wenn es ein Bewusstsein dafür gebe, dass sich hinter dem, was man offen sehen könne, viel Schlimmeres verbergen könnte. Nach dem Motto: Nur nicht an der Oberfläche kratzen, wer weiß, was dahinter zum Vorschein kommt.

Hinzu kommt: Wer traut sich schon Dinge auszusprechen, die auf unguten Gefühlen und einer diffusen Ahnung basieren? Wegen eines rauen Umgangstons allein wird keiner zum Chef gehen. Ein Pflegedienstleiter antwortet auf die Frage, ob er erkennen würde, wenn ein Mitarbeiter aus der Bahn gerät: »Schwierig. Ich würde meine Hand nicht dafür ins Feuer legen, dass ich so etwas in aller Konsequenz mitbekomme.« Stimmungen ja, wenn jemand mal nicht so gut drauf sei. Oder in Stresssituationen empfindlich oder patzig reagiere. Aber ob sich mehr dahinter verberge als eine normale emotionale Schwankung, sei sehr schwer herauszufiltern. Zumal in einem System mit ständig wechselnden Schichten, in denen immer andere Teams miteinander arbeiten würden.

Ein Pflegemitarbeiter erzählt, schon während seiner Ausbildung habe er Gerüchte über Kollegen gehört, die physisch gewalttätig gegen Patienten geworden seien. »Offiziell gesehen« habe das natürlich niemand. Nicht sehen, nicht hören, nicht handeln. Niemand will gern jemand anderem Gewalttätigkeit unterstellen, zumal, wenn sich das Ganze hinterher als falsch herausstellen sollte. Ein junger Pfleger sagt: »Wenn ich jemanden fälschlicherweise oder auch nur mit unzureichenden Belegen verdächtigen würde, dann könnte ich hier nicht mehr arbeiten!«

Wie wir noch sehen werden, reichen aber oft auch Fakten und tätliche Übergriffe unter Zeugen nicht aus, um einen Mitarbeiter zu stoppen, der nicht mehr zwischen Recht und Unrecht unterscheiden kann.

Im Zusammenhang mit mangelnder Fehler- und Kommunikationskultur kritisieren ausnahmslos alle Protagonisten des Systems Krankenhaus das Fehlermeldesystem CIRS. Die Idee, anonym über Fehler oder Vorkommnisse berichten zu können, sei grundsätzlich nicht schlecht. In vielen Kliniken gibt es entsprechende Meldebogen, die ausgedruckt oder elektronisch verschickt werden können. Allerdings: Oft gibt es einfach niemanden, der sich um diese Fehlermeldungen kümmert, sie bearbeitet und dafür sorgt, dass Konsequenzen gezogen werden. In einigen Krankenhäusern werden nur einzelne Fälle bearbeitet, das Gros der eingereichten Meldungen bleibt unbearbeitet im Posteingang. Ärzte und Pflegekräfte schildern, dass diese Form der Nachlässigkeit und Ignoranz seitens der Verantwortlichen dazu führe, dass im Laufe der Zeit kaum jemand noch eine solche Meldung abschickt. Zu groß sei der Frust darüber, dass Beobachtungen ungehört und damit folgenlos blieben. Eine weitere Ursache für das weitverbreitete resignative Arbeitsklima.

Das wiederum dürfte all jene, die Fehler machen, darin bestärken, dass es keine Rolle spiele, ob ein Fehler passiert oder nicht. Es interessiert niemanden. Und einige labile

Mitarbeiter, die dann zu Tätern werden, deuten – gefangen in ihrer Privatlogik – die Untätigkeit der anderen und des ganzen Systems als heimliches Einverständnis mit ihren Taten.

Tödliche Konsequenzen

Ein Treffen mit Gerhard L., jenem Mann, der Ende der 1990er-Jahre in einer Klinik in Nordrhein-Westfalen zehn Menschen durch das Injizieren von Luft getötet hat. Gerhard L. ist auf den ersten Blick ein ruhiger und ausgeglichen wirkender Mann. An sein erstes Opfer kann er sich noch genau erinnern: Es war ein Patient, Mitte fünfzig, bei dem nach einem Herzinfarkt ein dauerhafter Hirnschaden zurückgeblieben war. Gerhard L. schilderte, dass ihn dieser Patient sehr an seinen Vater erinnert habe, der an einem Herzinfarkt gestorben war. »Ich habe irgendwie in Herrn R. meinen Vater gesehen. Ich habe mich auch vor ihm geekelt, ich hatte Wut auf ihn. Ich sah ihn abwechselnd als Herrn R. und abwechselnd als meinen Vater. […] Irgendwie habe ich mit Herrn R. auch meinen Vater umgebracht. Ich gab ihm zuerst nur wenig Luft in die Vene, aber er starb nicht. Und so war es immer und immer wieder, bis er dann endlich tot war.«

Der Krankenhausarzt bescheinigt eine natürliche Todesursache. Gerhard L. hilft anschließend dabei, den Leichnam zu versorgen, und bringt ihn in den Totenraum. Später wird die Kriminalpolizei informiert, weil am Kopf des Verstorbenen zufällig eine kleine Platzwunde entdeckt wurde. Der ermittelnde Polizist erinnert sich, dass er neben der Kopfwunde auch einen älteren und einen frischen Einstich in der linken Ellenbeuge des Toten gesehen habe. Er misst dem aber keine Bedeutung bei, schließlich gehören Einstiche etwa durch Infusionen in einem Krankenhaus zum Alltag. Dennoch werden mehrere Mitarbeiter der Station Innere I befragt, unter ihnen auch Gerhard L. Er gibt an, dass der Kopf des Patienten beim Umbetten irgendwo angestoßen sein könnte. Die Leiche wird freigegeben und feuerbestattet.

Später sagt Gerhard L., nach der Tat habe er starke Schuldgefühle gehabt, sich wie ein »Monster« gefühlt und mit Suizidgedanken gekämpft.[7]

Seine damalige Arbeitssituation schildert Gerhard L. so: »Die innere Station der psychiatrischen Klinik hatte 22 Betten. Es gab 13 Schwestern und Pfleger, die in zwei Schichten arbeiteten. Ich war meist in der zweiten Schicht tätig, wo viel körperlicher Einsatz verlangt wurde, beispielsweise die Körperpflege der Patienten.« Eigentlich seien die Arbeitsbedingungen normal gewesen. Eines allerdings habe ihn sehr geärgert: dass häufig freitags nach Dienstübergabe der Stationsärzte Patienten aus der Gerontopsychiatrie auf die Innere kamen. Die hießen unten den Kollegen »Morbus Freitag«. Denn oft, so erzählt Gerhard L., sei abzusehen gewesen, dass manche dieser Patienten das Wochenende nicht überleben würden. Seinem Eindruck nach hätten die Ärzte und die Kollegen aus der Gerontopsychiatrie einen Sterbenden sozusagen »über die Dienstübergabe« retten wollen. Nach dem Motto: »Hauptsache, er stirbt nicht bei mir.« Das mache sich schließlich in der Statistik nicht so gut. Um ein schnelles Ableben zu verhindern, seien einfach Medikamente gegeben worden, die noch paar Stunden gebracht hätten. Er habe es für sich abgelehnt, so etwas zu tun. Wenn er mitbekommen habe, dass ein Patient im Sterben lag, sei er in das entsprechende Zimmer gegangen, habe eine Zeit lang neben dem Kranken gesessen, seine Hand gehalten, bis es zu Ende gewesen sei. Schon da sei er gemieden worden, man habe hinter seinem Rücken über ihn geredet, sagt Gerhard L. heute. Er muss mit dieser Ausgrenzung leben, wird zunehmend zum Einzelgänger.

»Nachgeholfen« habe er zu diesem Zeitpunkt noch nicht. Doch dann ändert sich in seinem Privatleben etwas – und zwar massiv: Sein Urologe teilt ihm telefonisch mit, er sei zeugungsunfähig. Für Gerhard L. bricht eine Welt zusammen. Nach dem Telefonat, das er im Auto entgegengenommen hat, sucht er nach einem Baum, um dagegen zu fahren. Er lässt es am Ende sein, denn auf der Rückbank sitzt sein Hund und dem will er nichts antun. Sein Hund ist offenbar in dieser Zeit sein wichtigster Begleiter. Seiner Frau erzählt er von der Diagnose Unfruchtbarkeit nichts, es wird überhaupt wenig geredet in dieser Ehe.

Solche einschneidenden persönlichen Erlebnisse oder Entwicklungen bilden bei fast allen Tätern die Hintergrundfolie für die Ausbildung von Tötungsimpulsen. Hinzu kommen müssen ausbleibende Reaktionen von Kollegen und Vorgesetzten. Noch dazu die eigene Ohnmacht, die Sprachlosigkeit auch innerhalb des Teams. Kaum jemandem fällt nämlich im täglichen Hamsterrad auf, dass etwas Seltsames vor sich geht.

Die Kollegen beschreiben Gerhard L. als unauffällig, korrekt, zurückhaltend, aber trotzdem engagiert. Immerhin ist er gewähltes Mitglied des Personalrats. Er habe wenig von sich preisgegeben und sei mit Patienten so umgegangen, dass man sich auf ihn verlassen konnte. Seine Taten seien für alle Mitarbeiter »völlig unfassbar gewesen«.

Der Täter selbst sagt in einem Fernsehinterview, er habe

»aus Mitleid« gehandelt. Die psychiatrische Analyse des Gutachters ist allerdings ernüchternd. Auch wenn Gerhard L. das Gegenteil behauptet: Solche Taten geschehen selten aus Mitleid. Den Täter zeichnet es gerade aus, die Fähigkeit mitzuleiden eben nicht zu haben. Sonst hätte sich der Krankenpfleger auf menschlichen Beistand beschränkt. Gegen Mitleid als Motiv spricht ebenfalls, dass die Taten vor allem dann begangen wurden, wenn ein Patient aus Sicht des Täters eine bestimmte Form von »unangepasstem Verhalten« gezeigt hatte.

Wie in vielen Fällen sinkt auch bei Gerhard L. nach der ersten Tat die Hemmschwelle – kontinuierlich. Das habe er gar nicht verhindern können, auch wenn er sich angeblich im Innern wünschte, dass jemand ihn aufhält, dass seine Taten entdeckt werden.

Das allerdings passiert zunächst nicht. Dabei schöpfen die Kollegen von Gerhard L. mit der Zeit tatsächlich Verdacht. Zu sehr haben sich im Herbst 1990 die Todesfälle während seiner Schichten gehäuft. Außerdem ist aufgefallen, dass das Medikament Neurocil® in dieser Zeit besonders häufig zum Einsatz kommt. Ein Beruhigungsmittel, das auch die Atmung lähmen kann. Gerhard L. verabreicht es, um seine tödlichen Injektionen leichter durchführen zu können.

Eine interne Untersuchung wird eingeleitet, doch sie ergibt – nichts! Erst Monate später wird ein Kollege nach dem unerwarteten Tod einer älteren Dame misstrauisch. Er strengt eine neue Untersuchung an, die den Pfleger schließlich überführt.

Gerhard L. arbeitete nach seiner Freilassung einige Jahre in der Versicherungsbranche. Seit einiger Zeit trägt er sich mit dem Gedanken, wieder in den Pflegebereich zu wechseln. Ein lebenslängliches Berufsverbot hatte das Gericht seinerzeit nicht ausgesprochen. Gerhard L. hat beim zuständigen Kreis eine Ersatzurkunde über sein bestandenes Examen zum Krankenpfleger beantragt. Die hatte er nämlich verloren. Der Kreis Gütersloh hat ihm dies verweigert und gleichzeitig die Berufserlaubnis entzogen. Gegen diese Entscheidung hat Gerhard L. geklagt. Das Verwaltungsgericht in Minden hat die Entscheidung des Kreises fürs Erste bestätigt.[8]

4
Mord in der Klinik

Wenn man begreifen möchte, was in unserem Gesundheitssystem alles falsch läuft – und zwar seit Jahrzehnten –, lohnt es sich, einen genaueren Blick auf einzelne Tötungsserien in deutschen Krankenhäusern zu werfen. Dabei wird offensichtlich, welche Fehlerketten es gibt und welche Rolle dabei hohe Arbeitsbelastungen und ökonomische Zwänge spielen.

Allein im deutschen Sprachraum gab es seit 1970 zehn aufgedeckte Tötungsserien – ohne den Fall Niels H. Den elf rechtskräftig verurteilten Tätern wurden 111 vollendete Tötungen nachgewiesen; die Zahl der mutmaßlichen Tötungen beläuft sich auf mehr als 300. Alle Tötungsserien wurden verspätet aufgedeckt. Das hat mehrere Gründe: Zunächst einmal rechnet niemand damit, in einer Klinik oder einem Heim mit Mord und Totschlag konfrontiert zu werden. Außerdem gehört der Tod dort auch unter normalen Umständen zum Alltag, er ist für die Mitarbeiter keine Besonderheit. Hinzu kommt, dass es nicht einfach ist, Tötungshandlungen von normalen medizinisch-pflegerischen Verrichtungen zu unterscheiden. Das Setzen von Spritzen beispielsweise ist Standard in Kliniken. Ein weiterer entscheidender Faktor ist die Tatsache, dass das Bekanntwerden einer Tötungsserie für die betroffene Einrichtung mit einem massiven Imageschaden und damit auch mit wirtschaftlichen Konsequenzen verbunden ist. Das zeigen etwa die Beispiele Oldenburg und Delmenhorst. Fast nirgendwo ist ein wirklicher Aufklärungswille erkennbar, der Ruf der Einrichtung könnte gefährdet sein.

Getötet wurden vorwiegend ältere und mehrfach erkrankte, also multimorbide Patienten. Von Einzelfällen abgesehen handelte es sich aber nicht um Kranke, die im Sterben lagen. Es gibt bei den Opfern keine übergreifenden gemeinsamen Merkmale. Niemand ist davor gefeit, zum Opfer zu werden.

Alle elf überführten Täter hatten pflegerische Berufe. Ihre Qualifikation reichte von der Hilfskraft bis hin zur examinierten Krankenpflegekraft mit Zusatzausbildung. Sechs der elf Verurteilten waren Männer – überproportional viel, gemessen an der hohen Frauenquote in den pflegerischen Berufsgruppen, die bei etwa 86 Prozent liegt.

Psychiatrisch begutachtet wurden alle bisher verurteilten Täter. Das Ergebnis: Keiner von ihnen war schuldunfähig, lediglich einer wurde als vermindert schuldfähig eingestuft. Es lag also in keinem Fall eine so erhebliche psychische Beeinträchtigung vor, dass die Schuldfähigkeit aufgehoben worden wäre. Die Lebensgeschichten und Lebensumstände, die psychosoziale Entwicklung, das Alter oder mögliche Vorerkrankungen lieferten kein fallübergreifendes Erklärungsmuster für die Verbrechen. Allen Tätern gemeinsam waren allerdings eine ausgeprägte Selbstunsicherheit sowie eine auffallend verrohte Sprache. Starb jemand, sprach Martina R. von »abkratzen«. Bei Rainer L. hieß das, ein Patient sei »abgekackt«. Rolf Z. titulierte Heimbewohner als »Arschloch« oder »Drecksau.« In Wien drohte Irmgard L. einem Patienten unverhohlen: »Schauen Sie sich den Ex an, wenn Sie weiter so lästig sind, sind Sie der Nächste.«[1] Mit »Ex« war »Exitus« gemeint – der Zimmernachbar des Patienten war unmittelbar zuvor verstorben.

Mehrere Täter fielen im Kollegenkreis dadurch auf, dass sie den Todeszeitpunkt einzelner Patienten exakt vorhersagen konnten. Maik A. etwa sagte beim Mittagessen beiläufig, dass Frau X wohl die nächste Heimbewohnerin sei, die das Zeitliche segnen würde. Kurz nach dem Essen, um 13:30 Uhr, brachte Maik A. die alte Dame um. Und Martina R. erwiderte auf die Bemerkung eines Kollegen, er hoffe, die Patientin Y könne ohne schlimme Schmerzen sterben: »Na, bis zum Fußballspiel um 14:30 Uhr wird sie es wohl geschafft haben.«

Ebenfalls auffällig ist, dass die Täter im Kollegenkreis einen gewissen Ruf weg hatten: Martina R. galt lange vor ihrer Verhaftung als »Todesengel«, Gertrud W. als »Hexe«; Gerhard L. wurde »Vollstrecker« genannt und Niels H. »Rettungs-Rambo«. Das direkte Gespräch mit den Verdächtigen suchte niemand. Manche Hinweise, die Kollegen an Vorgesetzte weitergaben, versickerten in Meldeketten, nichts passierte. An einigen Tatorten wurden solche Vorkommnisse ganz einfach für unvorstellbar gehalten und daher nicht weiter verfolgt.

Häufiger ist jedoch ein mangelhafter Aufklärungswille oder gar ein aktives Vertuschen festzustellen. Ein Kollege, der bei Martina R. verdächtiges Verhalten beobachtet hatte, wurde bei der Chefärztin vorstellig. Diese fragte ihn, ob er es vielleicht auf den Posten von Schwester Martina abgesehen habe oder ob er »bei ihr [als Mann] nicht angekommen« sei.

Bei der großen Tötungsserie in einem Krankenhaus im Allgäu gab es deutliche Hinweise auf die Taten von Rainer L. Im Klinikum Sonthofen wies die Stationsschwester mehrfach und deutlich gegenüber ihrer Vorgesetzten auf das Fehlverhalten des Pflegers hin und forderte Konsequenzen.

4 Mord in der Klinik

Sie wurde belehrt, sie reagiere zu emotional und sei nicht in der Lage, eine korrekte Beurteilung abzugeben. Weil die Aufdeckung der Fälle auf diese Weise behindert wurde, konnte Rainer L. weiter töten. Und das, obwohl Verdachtsmomente gegen ihn schon offen ausgesprochen waren.

Während dieser »Latenzzeit« brachte der Pfleger in Sonthofen vier weitere Patienten um. Begünstigt wurden seine Taten durch eine Arbeitsatmosphäre, die geprägt war von Konflikten, Kompetenzstreitigkeiten und mangelnder Kommunikation – und schließlich von Resignation. Diese ungute Gemengelage gab es an den meisten Tatorten: Über Probleme auf Station wurde nicht offen geredet. Selten wurde etwas rückgemeldet, und wenn doch, reagierten Vorgesetzte nicht in angemessener Weise oder wurden von nächsthöherer Stelle an konsequentem Eingreifen gehindert. Für fast alle Kliniken, die zum Schauplatz von Tötungsserien wurden gilt: Nahezu überall ist ein schleichender Prozess zu beobachten, in dessen Verlauf Grenzen verletzt und gegen Regeln verstoßen wurde; fehlende Kontrolle und ein Versagen der Führungskräfte gehörten zum Alltag.

Wie Gerhard L. gaben die meisten Täter an, aus Mitleid getötet zu haben. Sie wollten angeblich sinnloses Leiden und eine menschenunwürdige Situation beenden. Ein Schweizer Krankenpfleger, der zum Täter wurde, sagte aus, er habe aus einer Mischung aus Mitgefühl und Überforderung gehandelt und zum »Wohl des Teams und zum eigenen Wohl« Hand angelegt. Helga B., die an der Berliner Charité ihr Unwesen trieb, deutete ihr Handeln als »Mitwirkung am göttlichen Willen«.

Einige wenige Täter führten lebensbedrohliche Zustände herbei, um sich selbst als Notfallspezialisten zu profilieren. Sie genossen es, im Zentrum der Aufmerksamkeit zu stehen und so Anerkennung zu bekommen. Wahrscheinlich handelte diese Tätergruppe nicht mit einer primären Tötungsabsicht, nahm aber den Tod von Patienten aus purem Eigeninteresse billigend in Kauf. Zu dieser Gruppe zählt im deutschen Sprachraum nur Niels H. Er habe sich wie auf einem »Podest« gefühlt, wenn er wieder einmal einen Patienten dem Tod entrissen hatte, einem Tod, den er selbst doch erst herausgefordert hatte. Nach einer solchen Rettungsaktion hätten ihm die Kollegen einmal sogar eine Kette aus Venenkathetern gebastelt, ein Geschenk für ihn, den »Meister der Wiederbelebung«. Dieses Gefühl der Achtung und Bestätigung habe er gebraucht.

Wie bei Niels H. sind die Motivlagen der Täter eng verknüpft mit der eigenen Person, mit bestimmten Schwächen und Defiziten wie etwa einer extremen Selbstunsicherheit. Menschen wie Niels H. sind geradezu abhängig von Anerkennung und Lob.

Viele Täter haben sich genau diese Wertschätzung – mehr oder minder unbewusst – erhofft, als sie einen pflegerischen Beruf wählten. Der Wunsch zu helfen und das gesellschaftlich hohe Ansehen medizinisch-pflegerischer Tätigkeiten spielt bei den meisten Berufsanfängern eine große Rolle. Wenn diese Motive bei der Jobwahl einen besonders wichtigen Stellenwert haben, ist die Enttäuschung im Alltag, so wie er sich derzeit darstellt, vorprogrammiert. Die Arbeit auf Station ist mühsam und anstrengend, die Belastungen sind enorm hoch und Lob gibt es selten. Kommen dann Konflikte am Arbeitsplatz und persönliche Probleme hinzu, wird aus latenter Frustration eine nachhaltige Verstimmung. Diese Verstimmung verstärkt sich durch die tägliche Konfrontation mit schwer kranken Menschen. Der Patient wird zur Projektionsfläche für die eigenen inneren Konflikte. In den

4 Mord in der Klinik

Augen der potenziellen Täter leiden die Patienten schlimmer, als es von den Betroffenen selbst empfunden wird. Im Laufe der Zeit empfinden die Täter ein Übermaß an Leiden – eigenem und fremdem –, sie fühlen sich ohnmächtig.

Am Ende solch unheilvoller Entwicklungen verschwimmen die Grenzen, es kommt zu dem, was Fachleute eine »projektive Identifikation« nennen: Das eigene Leiden und das Leiden der Patienten verwickeln sich zu einem unauflöslichen Knäuel. Am Ende erscheint das – vermischte – Leiden ebenso sinnlos wie die eigene pflegerische und therapeutische Arbeit.

Der hilflose Helfer bräuchte dringend Unterstützung und merkt das in der Regel auch. Er oder sie ahnt, dass eine Versetzung auf eine weniger fordernde Station oder gar ein Berufswechsel helfen könnte. Doch dazu fehlt die Kraft, alles ist nur noch bestimmt von einem dumpfen Ohnmachtsgefühl. Hinzu kommen Zukunftssorgen und die Angst, als gescheitert zu gelten. Darin liegt einer der Gründe, warum kein Täter von sich aus das Gespräch gesucht hat. Nicht mit Kollegen, nicht mit Vorgesetzten, nicht mit Psychologen oder Supervisoren, so es diese Möglichkeit überhaupt gegeben hat.

Dass das unmittelbare berufliche Umfeld und die Vorgesetzten nicht eingriffen, obwohl manche Auffälligkeiten nur schwer zu übersehen waren, interpretierten die Täter als stillschweigendes Einverständnis.

In dem Moment, in dem ein Täter seinem Tötungsimpuls nachgibt, überwindet er die lähmende Phase der Ohnmacht. Jetzt endlich übt er Kontrolle und Macht aus, ein gutes Gefühl. Gleichzeitig weiß oder ahnt er, dass es falsch ist, was er getan hat. Sein schlechtes Gewissen regt sich, kein gutes Gefühl. Einige der verurteilten Täter delegierten dieses schlechte Gewissen »nach oben«, indem sie sich zu »göttlichen Werkzeugen« stilisierten. Andere delegierten es zur Seite, indem sie immer auffälliger agierten und aus der ausbleibenden Reaktion von Kollegen und Vorgesetzten eine Legitimation für ihr Tun zogen. Gleichzeitig waren sie tagtäglich mit schwer kranken und pflegebedürftigen Menschen konfrontiert. Deren Leiden verstärkte das eigene, bis zur Unerträglichkeit. In diesem gedanklichen Teufelskreis kann, so absurd es klingt, nur eine erneute Tat Erleichterung verschaffen.

Sehen wir uns den »Mitleidsaspekt«, den die meisten Täter als Motiv für ihre Taten angeben, etwas genauer an. Wirkliches Mitleid ist fest verknüpft mit einer zwischenmenschlichen Beziehung. Man weiß um das Befinden des anderen und respektiert dies. Mitleid setzt voraus, die eigenen Befindlichkeiten von denen seines Gegenübers trennen zu können. Ebenfalls gilt: Mitleid kann nur empfinden, wer in der Lage ist, sich dem Leid des anderen nicht zu entziehen, sondern es mit trägt. Das heißt auch, dass man in der Lage sein sollte, zu erspüren, was der andere in diesem Moment braucht – ohne Rücksicht auf die eigenen Bedürfnisse.

Nimmt man diese Definition von Empathie zum Maßstab bei der Beurteilung der Täter, fällt sofort auf, dass sie keineswegs aus Mitleid gehandelt haben können. Sondern aus einer Art verschobenem Selbstmitleid heraus. Die Täter waren besonders unfähig, Leidenszustände zu ertragen, diese zu lindern und den Patienten beizustehen. Sie versuchten, das für sie unerträgliche Leiden der anderen verschwinden zu lassen, indem sie die eigentlich Leidtragenden töteten. Sie befreiten sich selbst aus einer für sie unerträglichen Situation, erlösten aber keinesfalls ihre Opfer.

Das wäre höchstens der Fall gewesen, hätten sie eine Tötung auf Verlangen ausgeführt. Da keiner der Täter mit seinen Opfern über die Tat gesprochen hat, kann davon jedoch keine Rede sein. Ein Wiener Patient, der den Mordversuch einer Krankenschwester überlebte, bringt es treffend so auf den Punkt: »Wie schlecht muss es mir gehen, wenn mich schon wildfremde Menschen umbringen oder erlösen wollen ...«[2]

Der Fall Martina R.

Am 7. Februar 1986 suspendiert die Chefärztin der Abteilung für Anästhesie und Intensivmedizin des Wuppertaler Petrus-Krankenhauses die Stationsschwester Martina R. vom Dienst. Die damals 27-Jährige ist in Verdacht geraten, Patienten auf der Intensivstation Medikamente ohne ärztliche Verordnung verabreicht zu haben.

Seit 1978 ist Martina R. zunächst als Krankenschwester, später als Stationsschwester und schließlich als stellvertretende Pflegedienstleiterin auf der Intensivstation des Petrus-Krankenhauses tätig. Die Station hat sieben Behandlungsplätze, verteilt auf drei Räume im Erdgeschoss. Zwei sind direkt vom zentralen Stationszimmer aus einsehbar, der dritte wird mit einer Kamera überwacht. In der Zentrale gehen von sechs Behandlungsplätzen kontinuierlich Informationen über die Vitalfunktionen der Patienten ein. Die Chefärztin kann in ihrem Arbeitszimmer diese Informationen über einen Monitor ebenfalls abrufen.

Neben der Chefärztin sind zwei Oberärzte und sechs Assistenzärzte auf der Station eingesetzt. Die Mediziner werden zudem auch in den Operationssälen zur Einleitung und Überwachung der Narkosen eingesetzt. Die Station selbst wird belegt mit Patienten, die nach Operationen überwacht werden müssen, aber auch mit lebensbedrohlich Erkrankten, die intensivmedizinisch behandelt werden müssen.

Ein Blick in das Gerichtsurteil aus dem Jahr 1989 zeigt: Martina R. war immer schon sehr leistungsorientiert und weiß, dass man Anerkennung und Wertschätzung durch entsprechenden Einsatz bekommen kann. Sie versucht angestrengt, den Erwartungen der Chefärztin über die Maßen zu entsprechen. Mit dem Aufstieg zur Schichtleiterin, später zur stellvertretenden Pflegedienstleiterin und schließlich mit der Ernennung zur »Ansprechpartnerin« der Chefärztin wird ihr Einsatz belohnt.

Während in der Arbeit alles nach Wunsch läuft, ist Martina R. privat offenbar nie im Lot. Ihre Beziehungen zu Männern gestalten sich schwierig. Sie geht nicht gern aus, fühlt sich unsicher und »linkisch«. Mit 19 Jahren verliebt sie sich zum ersten Mal. Als sie erfährt, dass der Mann verlobt ist, trennt sie sich. Eine Beinahevergewaltigung verstärkt ihre Distanz zum anderen Geschlecht. Sie zieht sich tief verletzt und beschämt zurück. Über Jahre lässt sie sich mit keinem Mann mehr ein.

1980 bezieht Martina R. eine eigene kleine Wohnung. Einige Zeit später hat sie ihre bis dahin einzige intensivere Liebesbeziehung. Auch diese Verbindung endet abrupt, als sie entdeckt, dass ihr Freund verheiratet ist. Erneut ist sie tief gekränkt und verletzt. So sehr, dass sie nicht möchte, dass der wahre Grund für das Scheitern der Beziehung bekannt wird. Um keine Erklärungen abgeben zu müssen, erfindet sie eine Geschichte. Sie erzählt, ihr Freund sei bei einem Unfall in Südamerika ums Leben gekommen. »Ich habe das gemacht, weil er für mich wirklich gestorben war«, so Martina R. während der Gerichtsverhandlung.

So richtig geglaubt hat man ihr die Geschichte im Kollegenkreis offenbar nicht. Es ist bekannt, dass sie gern übertreibt. Eine befreundete Kollegin sagt bei aus, sie habe die Erzählung damals »komisch« gefunden. Da sie aber bei Martina R. eine tiefe Traurigkeit gespürt habe, habe sie es nicht fertiggebracht, »ihr auch noch zu sagen, ich glaub dir das nicht«. Und eine andere damalige Freundin schildert, dass Martina R. »nach diesem tragischen Ereignis gegenüber neuen Bekanntschaften übervorsichtig« geworden sei.

Die ehemaligen Kollegen berichten auch, dass Martina R. die Rolle des »Lieblings der Chefin« nicht nur angenehm ist. Innerhalb des Teams gerät sie verstärkt in eine isolierte Position, es gibt sogar Gerüchte, die beiden Frauen hätten eine Beziehung. Ein Aspekt, auf den die Medien später stark anspringen werden. Sie reagiert darauf, indem sie freiwillig immer mehr Dienste übernimmt. Das kommt gut an, führt aber dazu, dass sie über ihre Belastungsgrenzen geht. Die Kollegen registrieren, dass sich Martina R. in dieser Zeit verändert. Im Gegensatz zu vorher ist sie nun häufiger mürrisch und unausgeglichen. Ihr Umgang mit Patienten sei zunächst überwiegend freundlich gewesen, es habe später aber auch Situationen gegeben, in denen sie ungewöhnlich barsch reagiert habe. Wie andere Mitglieder des Teams auch spricht sie ältere Patienten mitunter nicht mit deren Namen, sondern mit »Oma« und »Opa« an. Kranke, die Angst vor Spritzen haben, werden mit dem Satz angefahren: »Stell dich nicht so an.« Für das Sterben verwendet sie häufig Ausdrücke wie »abkratzen« oder »der hat jetzt den Löffel abgegeben«.

Eine Kollegin erinnert sich, dass Martina R. einmal einen

alkoholkranken Patienten mit Riemen an sein Bett geschnallt habe, obwohl dieser eigentlich nicht fixiert werden sollte. Auch von anderen »Eigenmächtigkeiten« wird berichtet: Schon 1980 beobachtet eine Kollegin, dass Martina R. verordnete Medikamente nicht verabreicht, vorbereitete Injektionen einfach wegwirft: Der Patient brauche das ohnehin nicht mehr. Als die gleiche Kollegin Martina R. einmal wegen einer zu schnell verabreichten Calciumspritze kritisiert, habe sie entgegnet, sie sei examinierte Schwester und könne so schnell spritzen wie sie wolle. Offenbar hatte sie auch das Gefühl, besser als die Ärzte zu wissen, was ein Patient benötigte. So verabreichte sie ohne Anordnung und ohne das zu dokumentieren, Diuretika, also Mittel, mit deren Hilfe etwas aus dem Körper (z.B. Giftstoffe oder Rückstände von Medikamenten) ausgeschwemmt werden soll.

Einem Wuppertaler Arzt fällt auf, dass sich Martina R. einigen Patienten nur kurz zuwendet, andere, insbesondere Schwerkranke, dagegen »betüttelt«. Eine Kollegin meint, dass Martina R. bei einzelnen Patienten »zu sehr mitgelitten hat, manches nur schwer verarbeitet hat«. Mitunter sei sie »zu mitfühlend« gewesen.

In dieser Phase wird es für Martina R. zunehmend schwieriger, das innere Unbehagen und die äußere Isolation so zu kompensieren, wie sie das bisher gewohnt ist: nämlich durch noch mehr Arbeit. Ihre Stimmungsschwankungen und Minderwertigkeitsgefühle werden stärker. Ihr Selbstwertgefühl, von äußerer Anerkennung und beruflichem Erfolg gefährlich abhängig, nimmt ab.

Gestützt auf das forensische Gutachten, folgert das Gericht, bei Martina R. sei es allmählich zu einem »symbiotischen Grenzverlust« gekommen. Sie habe ihr schwaches Selbstwertgefühl stabilisiert, indem sie die Nähe zu Menschen gesucht habe, die sie für besonders tüchtig, integer und erfolgreich hielt. Durch die unkritische Bewunderung von und die intensiven Beziehungen zu Personen wie beispielsweise der Chefärztin kann die Schwester indirekt an deren Erfolg teilhaben, von deren Ansehen profitieren und sich so selbst aufwerten. Krisen im Team und die persönliche Belastung durch die anhaltende Konfrontation mit schwerem Leiden und Sterben werden dadurch abgewehrt, dass sich bei Martina R. ein Gefühl der »kollektiven Grandiosität« ausbildet. Mitarbeiter von Intensivstationen fühlen sich oft als Teil einer Elite, die Außergewöhnliches leistet und dem Tod trotzt. Ein Gefühl, das auch Niels H. immer wieder beschrieben hat. Bei Martina R. drückt sich das so aus: »Tolles Gefühl, was man da [auf der Intensivstation] alles machen konnte, unbeschreiblich.«

Die »kollektive Grandiosität« ist eng verbunden mit der Chefärztin. Als deren Bild Risse bekommt, hat Martina R. das Gefühl, die wichtigste – und einzige – Verbündete zu verlieren. Die glorifizierte Chefärztin scheint ein Alkoholproblem zu haben, reibt sich in zermürbenden Streitereien mit dem Chefarzt der Chirurgie auf und verliert bei Kollegen und im Team an Ansehen. Aufgrund des »symbiotischen Grenzverlusts« verliert damit auch Martina R. weiter an Ansehen. Sie kompensiert das dadurch, dass sie nun verstärkt ärztliche Entscheidungen anzweifelt. So gibt sie beispielsweise an, bei ihr habe sich der Eindruck verfestigt, in der Chirurgie werde so lange operiert, »bis es auch der jüngste Assistenzarzt gelernt hat«, und nicht, weil eine medizinische Notwendigkeit bestanden habe.[3]

»Klappe halten!«

Um zu begreifen, warum Martina R. so lange ihr Unwesen treiben konnte, lohnt sich ein Gespräch mit Stephan Judick. Er leitet heute einen der größten Krankenhausverbünde in Niedersachsen. In den Achtzigerjahren beginnt er seine Karriere als junger Krankenpfleger in ebenjener Wuppertaler Klinik, eingelernt wird er von Martina R. Sie ist in der ersten Zeit eine kompetente Ansprechpartnerin für den jungen Krankenpfleger. »Sie hat mich, was Fachlichkeit betrifft, gut angeleitet und mir viel beigebracht.« Der noch unerfahrene Pfleger akzeptiert die Ältere als Autorität und ist begeistert von ihrem »kumpelhaften Auftreten«. Er habe die Zusammenarbeit mit ihr genossen, wenngleich er sie hin und wieder als etwas autoritär erlebt habe. Insgesamt sei das Arbeitsklima auf der Station sehr gut und das geforderte Pensum zu bewältigen gewesen.

Zum ersten Mal stutzig wird Judick nach folgendem Vorfall: Im Spätdienst sind drei Patienten auf Station. Martina R. hat schon am Nachmittag berichtet, dass es einem Patienten schlecht gehe.

Stephan Judick kann das nicht so recht nachvollziehen. Er hat den Patienten kurz zuvor noch einmal frisch gemacht, den Blutdruck gemessen, alles ist bestens, der Mann habe sich auf seine Familie gefreut, die ihren Besuch angekündigt hatte. Seine Irritation wischt er schnell beiseite: Martina R. ist bekannt, ein Gespür dafür zu haben, wie es jemandem wirklich geht.

Später wird er während der Schicht Zeuge, wie sie im Zimmer des Patienten eine Spritze aufzieht. Kein ungewöhnlicher Vorgang, dennoch beschleicht ihn das Gefühl, sie bei irgendetwas ertappt zu haben. Zehn Minuten später verändert sich das EKG des Patienten drastisch, der Blutdruck ist im Keller. Gemeinsam mit Martina R. beginnt er mit den Wiederbelebungsmaßnahmen. Vergeblich.

Während dieses Erlebnis für Stephan Judick ein Schock ist, fühlt sich Martina R. bestätigt; schließlich habe sie ja gewusst, dass der Mann sterben werde. Judicks diffuses Gefühl, dass Martina R. »irgendetwas getan hat«, führt dazu, dass er noch einmal in das Patientenzimmer zurückgeht. Im Mülleiner findet er eine Ampulle mit dem Blutdrucksenker Catapresan® und drei Ampullen Kaliumchlorid. Soweit er weiß, hat niemand auf Station Catapresan® verordnet bekommen. Ein Blick in die Patientenakten bestätigt dies.

Judick hat Mühe, seine Gedanken zu sortieren. Doch plötzlich passt alles zusammen. Der Spitzname »Todesengel«, die immer wieder eintretenden Voraussagen, wann jemand sterben wird. Nach der ersten Schockstarre vertraut er sich einem Kollegen an, der seinen Schilderungen erst einmal nicht glauben mag. Doch dann beginnen die beiden mit der Detektivarbeit. Jeder Todesfall wird fortan genau unter die Lupe genommen. In beinahe allen Fällen hatte Martina R. Dienst. Die beiden Männer klauben verdächtige Ampullen aus dem Müll, gleichen die Vergabe mit den Patientenakten ab und sichern so weiteres Beweismaterial.

Als sie der Meinung sind, genug Belastendes gefunden zu haben, suchen sie das Gespräch mit der Chefärztin. Was dann folgt, scheint wie aus einem schlechten Film: Die Chefärztin lässt umgehend den Juristen des Hauses holen, bevor sie die Unterredung fortsetzt – in Form von Einzelgesprächen. Was bei Stephan Judick von diesem Gespräch hängen bleibt, ist die Botschaft: »Ich habe meine Klappe zu halten.« Es wird ihm, wie bereits erwähnt, sogar unterstellt, er habe ein Verhältnis mit Martina R. anfangen wollen und räche sich nun für deren Zurückweisung mit haltlosen Vorwürfen. Heute sagt er: »Was mir damals unterstellt wurde, war alles an den Haaren herbeigezogen.«

Die Ansage sei klar gewesen: Über so etwas wird nicht geredet, das sind Interna. Man habe ihm deutlich signalisiert, dass man die Vorwürfe für eine Farce halte; dass Todesprognosen auch tatsächlich so eingetroffen seien – reiner Zufall, mehr nicht. Man habe ihm nicht direkt mit Rausschmiss gedroht, »aber durch die Blume hat man mir zu verstehen gegeben, mich in Zukunft zurückzuhalten und lieber die Patienten zu versorgen«.

Die Aufklärung des Falles hätte an dieser Stelle vorbei sein können. Doch die beiden Pfleger geben nicht auf, vertrauen sich einem Oberarzt an – und irgendwann fühlt sich Martina R. so unter Druck, dass sie schließlich gesteht. Aus der Klinik kommt selbst in diesem Moment keine Entschuldigung. Der Vorwurf der Nestbeschmutzung wiegt schwerer als die Dankbarkeit darüber, dass die beiden Mitarbeiter noch Schlimmeres verhindert haben. Es mag ihn nicht unbedingt trösten, aber mit dieser Erfahrung steht Stephan Judick nicht alleine da. Keiner, der solche Missstände aufgedeckt hat, ist mit Lob überschüttet worden.

Martina R. wurde 1989 zu elf Jahren Freiheitsstrafe verurteilt wegen Totschlags in fünf Fällen, fahrlässiger Tötung und versuchten Totschlags. Das Urteil hält Stephan Judick auch heute noch für zu milde. Er habe im Prozess gespürt, dass hier »etwas nicht richtig ist«, sagt er. Martina R. gibt sich vor Gericht demütig und einsichtig. Sie habe die Sympathien der Prozessbeobachter gehabt, meint Stephan Judick, und es verstanden, »den Gutachter um den Finger zu wickeln«.

Es ist das erste Mal, dass Stephan Judick diese Geschichte

nach Jahrzehnten öffentlich erzählt – die Fassungslosigkeit über das damals Erlebte ist immer noch spürbar.

Der Fall Rainer L.

Rund anderthalb Jahrzehnte nach dem verhängnisvollen Wirken der Martina R. ereignet sich im beschaulichen Sonthofen eine Tötungsserie, die bis zum Fall Niels H. als die größte der deutschen Nachkriegsgeschichte gilt. Am 20. November 2006 verurteilt das Landgericht Kempten Rainer L. wegen Mordes in zwölf Fällen, wegen Totschlags in 15 Fällen, wegen versuchten Totschlags, wegen Tötung auf Verlangen, gefährlicher Körperverletzung und wegen Diebstahls in fünf Fällen zu einer lebenslangen Freiheitsstrafe. Das Gericht stellt eine besondere Schwere der Schuld fest. Außerdem wird Rainer L. lebenslanges Berufsverbot als Krankenpfleger erteilt.[4]

Bis es zu diesem Urteil kommt, läuft im Klinikum Sonthofen so viel schief, dass man darüber auch heute noch nur den Kopf schütteln kann.

Nach dem Zivildienst beim Roten Kreuz steht für Rainer L. fest: Er möchte eine Berufsausbildung im Medizinbereich machen, am liebsten Rettungssanitäter werden. Schließlich entscheidet er sich für eine Ausbildung zum Krankenpfleger. An seinem ersten festen Arbeitsplatz nach dem Examen kann er nicht überzeugen, das Klinikum Kempten entlässt ihn im Oktober 2002 noch vor Ende der Probezeit. Im Januar 2003 tritt er die Stelle in Sonthofen an. Bereits einen Monat später tötet er sein erstes Opfer.

Von alldem ahnt Hans W. im Winter 2003 nichts. Sein Vater, so denkt er, sei eines natürlichen Todes gestorben – an den Folgen eines Schlaganfalls. Anderthalb Jahre später, am 30. Juni 2004, fährt W. mit dem Auto zu einer Feier. Im Radio hört er, dass im Klinikum Sonthofen vermutlich sechs Menschen von einem Pfleger umgebracht worden seien. Erst zwei Tage später ruft Hans W. bei der Polizei an. Er will wissen, ob der Pfleger möglicherweise schon früher getötet haben könnte. Ja, das könne durchaus sein, man stecke mitten in den Ermittlungen und wenn er dazu etwas beitragen könne, solle er doch so schnell wie möglich eine Aussage machen, heißt es.

Die folgenden Monate gleichen für W. einem Albtraum. Die Polizei lässt alle Leichen, bei denen der Verdacht einer möglichen Tötung besteht, exhumieren. Auch gegen den Willen der Angehörigen. Hans W. sagt, seine Frau habe eine Exhumierung kategorisch angelehnt. Und auch nicht geglaubt, dass am Verdacht ihres Mannes etwas dran sein könnte. Der Witwe des Verstorbenen, seiner Mutter, geht es ähnlich. Dann, im Februar 2005, zwei Jahre nach dem Tod des Vaters, die Gewissheit: Er ist keines natürlichen Todes gestorben. In der Klinik, das wirft Hans W. den Verantwortlichen noch heute vor, sei man nicht gut mit den betroffenen Angehörigen umgegangen. Kein Wort der Erklärung, der Entschuldigung, nichts.

Hans W. wird als Zeuge zum Prozess gegen Rainer L. geladen. Auch daran erinnert er sich nur ungern. Im Gerichtssaal begegnet er dem Mörder seines Vaters. Intensiv angeschaut habe er ihn, doch der Täter habe seinen Blick nicht erwidert. In schwachen Momenten sagt Hans W.: »Es wäre besser gewesen, wir hätten das alles nicht erfahren. Die Wahrheit ist für uns zu einer enormen Belastung geworden.« Nicht nur die den eigenen Vater betreffende Wahrheit. Das Ausmaß der ganzen Taten, das in diesem Prozess ans Licht kommt, lässt sich nur schwer verkraften.

Die erste nachgewiesene Tötung geschieht am 2. Februar 2003, kaum vier Wochen nachdem Rainer L. seine Arbeit in Sonthofen aufgenommen hat. Das erste Opfer ist Hans W.s Vater.

Von Allmachts- und Erlöserfantasien

Der Krankenpfleger ist überzeugt: Kein Mensch hat Schmerzen und einen langen, qualvollen Sterbeprozess verdient. In Sonthofen habe er sich »moralisch verantwortlich« dafür gefühlt, Menschen von ihrem Leiden zu erlösen. Dass er etwas Unrechtes tat, daran habe er nicht gedacht. Im Gegenteil, er fühlte sich legitimiert zu handeln, betrachtete es als eine »Notwendigkeit«. Er habe sein Tun auch nicht als Töten im eigentlichen Sinne bewertet.

Vielleicht, weil er anders als ein klassischer Mörder niemanden erschossen oder erstochen hat. Sondern seine Morde »nur« mit einem alltäglichen Vorgang kaschiert hat. Er sagt, es sei genauso wie beim Einleiten einer Narkose gewesen; nur dass der Patient danach nicht wieder wach geworden sei. Er habe nur dann die tödlichen Medikamente gegeben, wenn bereits ein venöser Zugang gelegt gewesen sei. Und er habe nur bei solchen Patienten Hand angelegt, bei denen es keine Therapie mehr gegeben habe. Bei wem das der Fall gewesen sei, sei ihm manchmal schon kurz nach der stationären Aufnahme klar gewesen. Hin und wieder habe es entsprechende Hinweise von Ärzten oder Kollegen gegeben, doch ausschlaggebend für seine Einschätzung sei sein

Gefühl gewesen. Nach der Meinung der Patienten oder der Angehörigen habe er nie gefragt. Wozu auch? Er sei sich sicher gewesen, dass diese Patienten besser tot wären, als weiterzuleben. Sie hätten das Recht und durch sein Handeln auch das Glück gehabt, »erlöst« zu werden. Sein tödliches Tun sei ihm »Verpflichtung vor dem Schicksal« gewesen, wobei er »das Schicksal« wie eine göttliche Instanz gesehen habe. Immer wieder sei ihm in diesem Zusammenhang der folgende Gedanke gekommen: »Wenn es falsch wäre, was ich tue, so wäre es nicht geschehen beziehungsweise wäre ich längst erwischt worden. Wenn es nicht richtig sein sollte, so würde Gott es nicht zulassen, dass ich so handele.«

Entscheidend bei der Auswahl seiner Opfer sei für ihn gewesen, wie stark der Leidensdruck eines Patienten seiner Einschätzung nach war. Er habe sich dann vorgestellt, dass er selbst unter solchen Umständen nicht mehr leben wolle. Habe er sich einmal zum Handeln entschlossen, sei ein Automatismus in Gang gesetzt worden. Die einzelnen Schritte seien nicht weiter problematisiert worden. Zu seinem Befinden nach den Taten erklärt Rainer L.: »Ich hatte das Gefühl, dass jemand erlöst ist. Ich war erleichtert.« Dass er etwas Verbotenes getan habe, habe er verdrängt. »Ich habe versucht, da eigentlich möglichst nicht darüber nachzudenken und vor mir selbst davonzulaufen.« Das Verdrängen sei so weit gegangen, dass er sich bei keinem Patienten an den konkreten Moment des Spritzens und seine eigene emotionale Situation erinnern könne. Nicht einmal an die allererste Tötung könne er sich erinnern.

Bei seinen Taten sei es ihm keinesfalls um »Arbeitserleichterung« gegangen, auch das Klima auf der Station habe keine Rolle gespielt. Rainer L. bestreitet auch, das Töten könne Ausdruck eines Machtgefühls gewesen sei. Weder um Selbst-

Der Fall Rainer L.

bestätigung noch um Erregung im Sinne eines besonderen »Kicks« sei es ihm gegangen.

Rainer L.s Kindheit ist geprägt von der Hysterie der Mutter, der Gleichgültigkeit des Vaters – und schließlich der Trennung der Eltern. Sie liefern sich einen jahrelangen Kampf um das Sorge- und Besuchsrecht des gemeinsamen Sohnes. Als Rainer sieben ist, bekommt der Vater das alleinige Sorgerecht zugesprochen, die Mutter erhält Besuchsrecht. Schon früh fällt der Junge durch aggressives Verhalten auf. Er hat Schwierigkeiten mit dem neuen Mann an der Seite seiner Mutter, leidet unter dem schulischen Leistungsdruck, entwickelt Essstörungen und psychische Probleme. Ein Psychologe stellt fest, dass die Persönlichkeit des Jungen narzisstische Züge zeige, außerdem lägen Entwicklungsrückstände vor und Unsicherheiten hinsichtlich seiner männlichen sexuellen Identität.

Das forensisch-psychiatrische Gutachten kommt Jahre später zu dem Ergebnis, dass der damals diagnostizierte negative Narzissmus zum Zeitpunkt der Begutachtung im März und April 2005 nach wie vor besteht. Sie sehen darin sogar eine manifeste Persönlichkeitsstörung. Das heißt, einzelne Persönlichkeitsmerkmale sind so hervorstechend und dominant, dass sich aus ihnen Konflikte entwickeln. Der Gutachter ist der Auffassung, Rainer L. überschätze seine Fähigkeiten eindeutig und bewerte sein Handeln als moralisch gerechtfertigt und richtig. Er besitze wenig Empathie anderen gegenüber, reagiere selbst aber auf Kränkungen äußerst sensibel. Er sei sehr selbstbezogen, dominant und handle eher impulsiv als überlegt. Der Wunsch nach Anerkennung und Bestätigung sei sehr stark ausgeprägt.

Rainer L. selbst sieht das ähnlich. Er schildert sich als

selbstbewusst und dominant und räumt ein, schnell beleidigt zu sein. Er hält sich für einen ordentlichen, manchmal etwas pingeligen Menschen. Der Vater beschreibt seinen Sohn als einen im Grunde unsicheren Menschen, der nach außen hin gut »bluffen« könne. Rainer könne sich schlecht in die Gefühlslage anderer Menschen hineinversetzen. Gelegentlich zeige er auch überhebliche Verhaltensweisen und handle eigenmächtig.

Bleibt die Frage, warum ein Mensch, der sich in andere nicht gut einfühlen kann, der kühl und ohne Empathie agiert, einen Beruf ergreift, in dem es um nichts anderes geht als den Dienst an anderen Menschen.

Was das Motiv für seine Taten angeht, kommt das forensisch-psychiatrische Gutachten zu dem Ergebnis, dass Mitleid keine Rolle gespielt habe. Vielmehr sei Rainer L. unfähig gewesen, »leidende, schwer kranke und möglicherweise sterbende Menschen ertragen und begleiten zu können«. Er habe seine eigenen Gefühle und Ängste auf die Patienten projiziert und durch die Tötung versucht, diese zu »beseitigen«.

Bezieht man all das mit ein, entsteht das Bild eines Menschen, der höchst auffällig gewesen sein muss: im persönlichen Umgang, in seinen Beziehungen und in der Zusammenarbeit mit den Kollegen. Was einmal mehr die Frage aufwirft, wieso seine Taten über einen Zeitraum von anderthalb Jahren unentdeckt bleiben konnten. Wieso niemand die Warnzeichen erkennen konnte oder wollte.

Der Fall Rainer L.

Erste Auffälligkeiten

Rückblick: Rainer L. arbeitet auf der Station Innere 1 der Klinik Sonthofen. Es ist eine gemischte Station mit 31 Betten in zwölf Zimmern. Für fünf Patienten gibt es in zwei Zimmern Überwachungsplätze. Hier können z.B. Puls, Blutdruck, Temperatur kontinuierlich überwacht werden, die entsprechenden Kontrollmonitore befinden sich im zentralen Mitarbeiter-Stationszimmer. Dort, in einem gesonderten Schrank, lagern auch die Medikamente für den täglichen Gebrauch. Außerdem gibt es im »Notfallkoffer« auf der »Wachstation« einen Medikamentenvorrat. Alle Mitarbeiter haben freien Zugang zu diesen Präparaten, nur die Betäubungsmittel werden in einem abschließbaren Schrank aufbewahrt. Den Schlüssel hat jeweils die Pflegekraft der Wachstation. Er wird von Schicht zu Schicht weitergegeben. Während der Tagschicht sind gewöhnlich drei Pflegekräfte anwesend.

Seit dem 1. Januar 2003 ist Rainer L. in der Klinik angestellt. Zunächst gilt er als freundlicher und hilfsbereiter Kollege. Der große und bullige Pfleger ist immer bereit einzuspringen und verhält sich auch sonst kollegial. Sein Wissen über Medikamente und Technik wird geschätzt, mit Computern kennt er sich besonders gut aus. Manche Kollegen beschreiben ihn als mitfühlend. Auf andere wirkt er ruhig und zurückhaltend, dann aber auch wieder leicht aufbrausend und barsch. Es gibt Patienten, die ihn sehr mögen, und andere, die ihn ablehnen.

Nach kurzer Zeit kommt es zu einem Zwischenfall, der im Kollegenkreis auf einiges Unverständnis stößt. Eine der älteren und erfahrenen Schwestern beobachtet, wie Rainer L. allein ein Stationsbett über den Flur schiebt und sich dabei erkennbar schwertut. Sie will ihm helfen, er aber weist dieses Angebot – im Beisein eines Patienten – lautstark und wütend zurück. Die Stationsschwester informiert die Leiterin des Pflegedienstes über diesen Vorfall, ein gemeinsames Gespräch soll Klärung bringen. Zur Überraschung der Krankenschwester betont die Leitung, Rainer L. sei für die anfallenden Aufgaben in seinem Bereich allein verantwortlich. Niemand sonst müsse sich zuständig fühlen. Die Kollegin fühlt sich brüskiert und hält sich künftig zurück. Im Team ist diese Reaktion seitens der Führung Anlass, in Zukunft vorsichtig mit Kritik an Rainer L. zu sein. Kein leichtes Unterfangen, denn der Pfleger fasst selbst gut gemeinte Ratschläge sofort als Kritik auf und wehrt sich vehement. Dabei scheut er auch nicht davor zurück, immer wieder bei der Pflegedienstleitung vorstellig zu werden: Er werde »gemobbt«.

Mitarbeitergespräche mit Rainer L. gibt es in der Folgezeit immer wieder, in unterschiedlicher Besetzung. Im Kollegenkreis wächst der Unmut, weil der Pfleger Fehler macht, über die sie mit ihm aber nicht offen reden können. So kommt es vor, dass er Medikamente nicht in der verordneten Dosierung herrichtet. Oder er schließt einen Patienten nicht an einen Monitor an, obwohl der Kranke überwacht werden soll. Er dokumentiert den Blutdruckwert eines Patienten, ohne den Blutdruck überhaupt gemessen zu haben, und lässt Arbeiten einfach für die Nachfolgeschicht liegen. Mehrfach kommt es vor, dass Rainer L. ohne Abmeldung verschwindet, für mehr als eine halbe Stunde. Kollegen finden ihn dann meist auf der Toilette. Er selbst erklärt dies mit plötzlichen Durchfällen. Die Stationsschwester wird immer wieder über solche Probleme informiert, sie wendet sich an die Leiterin des Pflegedienstes, doch ohne erkennbare Konsequenzen.

Der Fall Rainer L.

Hinzu kommt, dass Rainer L. regelmäßig krank ist und die Kollegen kurzfristig für ihn einspringen müssen. Die Stationsschwester ist der Auffassung, man müsse dem Pfleger nach der Probezeit kündigen oder diese wenigstens verlängern. Mit diesem Plan kann sie sich bei ihren Vorgesetzten allerdings nicht durchsetzen.

In einem Gespräch zwischen Rainer L., der Stationsschwester und der Leiterin des Pflegedienstes rechtfertig er die Ausfallzeiten mit einer langwierigen Mandelentzündung, ein OP-Termin stehe bereits. Der allerdings ist so gewählt, dass er von Mitte Dezember 2003 bis Anfang Januar 2004 für zwanzig Tage ausfällt. Im Kollegenkreis sorgt das zusätzlich für Verärgerung, weil die Personaldecke über die Feiertage ohnehin dünn ist. Die meisten haben den Eindruck, Rainer L. werde von der Leiterin des Pflegedienstes gedeckt. Sie resignieren und sehen keinen Sinn darin, weitere Probleme anzusprechen. In Sonthofen wird es fortan hingenommen, wenn einige Patienten Angst haben vor Rainer L. Sie wollen abends nichts mehr trinken, damit sie den Krankenpfleger während der Nachtstunden nicht um Hilfe bei Toilettengängen bitten müssen. Sie trauen sich nicht zu klingeln, wenn der Pfleger im Dienst ist.

Mitarbeiter der Sonthofener Klinik berichten im Prozess von folgendem Vorfall: Eine ältere und offensichtlich etwas verwirrte Patientin hat sich in der Toilette eingeschlossen und kann diese aus eigener Kraft nicht mehr entriegeln. Eine zufällig anwesende Besucherin der alten Dame klingelt mehrfach nach Hilfe. Als Rainer L. kommt, öffnet er die Tür von außen mit einem Spezialschlüssel und will das Zimmer wieder verlassen. Von der Besucherin angesprochen, ob er nicht nach der Patientin sehen und sie zurück zum Bett begleiten wolle, meinte der Pfleger: »Wenn sie es alleine aufs

Klo geschafft hat, dann kann sie auch alleine wieder ins Bett.« Mit diesem Kommentar sei er gegangen. Die Besucherin selbst führte die Patientin zurück ins Bett – und legte ihr auch eine neue Windel an.

Alles nur haltlose Unterstellungen?

Im März 2004 findet ein weiteres Mitarbeitergespräch mit Rainer L. statt, angeregt von seinen Kollegen. Sie sprechen der Leiterin des Pflegedienstes gegenüber vor dem Termin sogar eine Warnung aus: Rainer L. sei »wie ein Aal, wir können ihn nicht fassen«, es bestehe Handlungsbedarf »von oben«.

Es geht um eine Reihe von Vorwürfen: um die Angst vieler Patienten vor dem Pfleger. Darum, dass er wiederholt Medikamente falsch bereitgestellt und die Dokumentation unvollständig und schlampig geführt hat. Um seinen Zynismus, der sich unter anderem in solchen Vorkommnissen zeigte: Nach dem Tod einer Nonne habe Rainer L. mit einem Fingerzeig auf den Rosenkranz am Nachttisch und das Kreuz um den Hals der toten Frau gesagt: »Jetzt hat ihr diese Werkzeugkiste auch nicht mehr geholfen.«

Das Gespräch verläuft anders als erwartet: Mehrere Mitarbeiter werden im Anschluss daran wegen ihrer Anschuldigungen gerügt; sie seien nicht zu beweisen.

Am 26. Mai 2004 informiert eine Kollegin die Stationsschwester darüber, dass Medikamente fehlen. Trotz intensiver Suche sind vier Schachteln mit jeweils fünf Ampullen des Schlafmittels Midazolam nicht aufzufinden. Das starke Beruhigungsmedikament wird etwa in der Intensivmedizin zur Sedierung (also zur Erzeugung eines künstlichen Dau-

Der Fall Rainer L.

erschlafs) oder vor operativen Eingriffen verabreicht. Handelsname: Dormicum®. Kein Patient der Station hatte dieses Medikament in der letzten Zeit verordnet bekommen.

Bei einer weiteren Kontrolle fällt auf, dass noch andere Medikamente fehlen, darunter Etomidat® (ein schnell wirkendes Narkotikum) und das Psychopharmakon Diazepam (im Handel unter Valium® bekannt), aber auch Lysthenon®, ein Mittel, das die völlige Erschlaffung der gesamten Muskulatur bewirkt und damit auch die Atemmuskulatur lähmt. Die Patienten bleiben zwar bei Bewusstsein, doch ohne künstliche Beatmung droht der sichere Tod.

Die Stationsschwester informiert umgehend den Oberarzt, den Chefarzt und die Leiterin des Pflegedienstes. Diese erklärt später, dass sie das Ganze damals nicht so dramatisch eingeschätzt habe, es komme ja immer wieder mal vor, dass auf Stationen Medikamente fehlen würden. Dennoch habe sie nach dieser Entdeckung ausdrücklich angeordnet, die Medikamentenschränke stets zu verschließen und den Schlüssel in einer bestimmten Schublade im Dienstzimmer aufzubewahren. Als danach keine weiteren Vorkommnisse bekannt geworden seien, sei die Sache für sie erledigt gewesen.

Rainer L. bekommt von alldem nichts mit. Er ist seit jenem 26. Mai 2004 krankgeschrieben. Niemand spricht ihn auf die verschwundenen Medikamente an, als er seinen Dienst wieder aufnimmt. Er erkundigt sich auch nicht danach, wieso die Medikamentenschränke plötzlich verschlossen sind.

Vergeblich wartet die Stationsschwester nach der Weitergabe ihrer Informationen über fehlende Präparate auf eine offizielle Reaktion. Inoffiziell wird ihr zugetragen, die Pflegedienstleitung habe bei einigen Nachtwachen nachgefragt, die seien jedoch nicht sehr auskunftsfreudig gewesen.

Da eine Stellungnahme nach wie vor ausbleibt, fordert die Stationsschwester mehr als zwei Wochen nach den Vorfällen bei einer Dienstbesprechung im Beisein der Pflegedienstleiterin und des Personalleiters in großer Runde Mitte Juni 2004 die Versetzung von Rainer L. Was er betreibe, sei »gefährliche Pflege«, und sie habe den Eindruck, als genieße er eine Art Sonderschutz. Die Stationsschwester bekommt daraufhin einmal mehr zu hören, dass sie zu emotional reagiere und nicht in der Lage sei, eine Beurteilung abzugeben.

Am 10. Juli 2004 stirbt auf der Station kurz nach Mitternacht eine Patientin, mit deren Tod niemand gerechnet hat. Die Frau befand sich eigentlich schon auf dem Weg der Besserung. Es löst auch Verwunderung aus, dass die sofort eingeleitete Reanimation erfolglos blieb. Am Morgen danach fehlt eine Packung mit fünf Ampullen Dormicum®. Am Vorabend ist der Bestand noch vollständig gewesen. In der fraglichen Nacht hat Rainer L. gemeinsam mit einem Kollegen Dienst gehabt. Ab sofort gelten die gleichen Zugangsregeln für die alltäglichen Medikamente wie bei den Betäubungsmitteln: Es wird schriftlich festgehalten, wer und wann im Besitz des Schrankschlüssels ist. Außerdem kontrolliert jede Schicht den Bestand an Dormicum®, Diazepam® und Etomidat®.

Die Leiterin des Pflegedienstes wird informiert. Sie erkundigt sich bei den diensthabenden Mitarbeitern und auch bei Rainer L. telefonisch nach den verschwundenen Ampullen. Der Pfleger kann sich das Verschwinden des Mittels nicht erklären.

Am 13. Juli kommt während einer turnusmäßigen Sitzung der Betriebsleitung des Sonthofener Krankenhauses auch der offenbar laxe Umgang der Station Innere 1 mit Medikamenten zur Sprache. Denn eine Abgleichung von Medikamentenbestellungen und Bedarf auf Station hat ergeben, dass deutlich mehr Medikamente bestellt werden als ärztlich verordnet. Lysthenon® beispielsweise, jenes Mittel zur Muskelentspannung, wurde mehrfach nachbestellt, ohne dass es gebraucht worden war. In dieser Sitzung entschließt sich die Leitung des Krankenhauses, Strafanzeige gegen Unbekannt zu stellen.

Erste Verdachtsmomente

Am darauffolgenden Tag entdecken Mitarbeiter in einer Schublade eine Dormicum®-Schachtel mit fünf Ampullen. Sie sind sicher, dass die vorher dort noch nicht gelegen hatte und dass man die Schachtel bei der gründlichen Suche keinesfalls übersehen haben konnte.

Am Morgen des 15. Juli 2004 geht die Strafanzeige des Krankenhauses bei der Sonthofener Polizei ein, erste Ermittlungen werden aufgenommen. Schnell fällt auf, dass Rainer L. öfter als andere Kollegen die Medikamente Dormicum®, Etomidat® und Lysthenon® nachbestellt hat. Außerdem stellt sich heraus, dass er vom 26. auf den 27. Februar 2004 Nachtdienst hatte. In jener Nacht war aus dem Krankenhaus ein Faxgerät gestohlen worden.

Noch am selben Tag wird die Wohnung von Rainer L. durchsucht. Man findet dort ein Faxgerät ohne Seriennummer. Der Krankenpfleger erklärt, er habe das Faxgerät von einem Bekannten, dessen Name ihm aber gerade entfallen sei. Bei der Durchsuchung entdecken die Beamten auch leere Ampullen von Schmerzmitteln und Narkosemedikamenten. Die habe er wohl versehentlich mit nach Hause genommen, erklärt er den Polizisten.

Bei einer erneuten Hausdurchsuchung wenige Tage später gesteht er den Diebstahl des Faxgeräts, bestreitet aber, etwas mit den fehlenden Medikamenten auf der Station zu tun zu haben.

Rainer L. nimmt sich einen Anwalt. Dem sagt er zunächst nur, dass er an seinem Arbeitsplatz ein Faxgerät gestohlen habe. Erst nach und nach offenbart ihm Rainer L., dass es auch um Medikamente geht und bereits eine Hausdurchsuchung stattgefunden hat.

Am 27. Juli 2004 verfasst Rainer L. eine schriftliche Begründung für die Medikamentendiebstähle. Auf sieben eng beschriebenen Seiten schildert er detailreich die problematische Beziehung zu seiner Freundin. Deren Gesundheitszustand sei immer schlechter geworden, sie habe massive psychische Probleme gehabt. Um ihr zu helfen, habe er seit Januar 2003 Medikamente, Infusionssysteme und Nadeln gestohlen. »Da kam es zum ersten Mal zum Griff in die Medikamentenschublade in der Klinik.« Im Laufe der Zeit habe er die Mengen, die seine Freundin benötigte, gar nicht mehr besorgen können. Zumal die Gabe einer einzelnen Ampulle kaum noch Wirkung gezeigt habe. Deshalb habe er später auch andere Beruhigungsmedikamente mitgenommen.

Rainer L. schreibt: »Den letzten Medikamentendiebstahl beging ich in meiner Nachtschicht vom 10. auf den 11. Juli, wo ich eine Schachtel Midazolam [Dormicum®] und eine Ampulle Etomidat® entwendete. Die Schachtel Midazolam habe ich aus Angst in meinem Frühdienst am 14. Juli wieder auf die Station zurückgebracht.« Genau diese Schachtel war später in der Schublade gefunden worden. Rainer L. schließt

Der Fall Rainer L.

sein Schreiben mit dem Satz, dass er mit diesem Geständnis »hier und heute« alle seine Taten gestanden habe.

Die Polizei weiß inzwischen, dass die Wirkstoffe der entwendeten Medikamente geeignet sind, einen Menschen zu töten. Es gibt einen Anfangsverdacht gegen den Pfleger. Als die Polizei am frühen Morgen des 29. Juli 2004 vor dessen Wohnung steht, wirkt dieser wenig überrascht. Mit seinem Anwalt habe er schon gesprochen, erklärt er und überreicht einem der Polizisten das siebenseitige Geständnis. Bei der genauen Durchsicht fällt auf, dass das Medikament Lysthenon® dort nicht erwähnt ist. Darauf angesprochen, bestreitet Rainer L., es jemals gestohlen zu haben. Als die Kriminalbeamten ihn damit konfrontieren, dass er das Mittel mehrfach selbst nachbestellt habe, ohne dass dafür auf Station Bedarf bestanden hätte, knickt er plötzlich ein. Überraschend gesteht Rainer L., dass er mit diesem Medikament Menschen getötet habe. Sein letztes Opfer sei jene Frau gewesen, die am 10. Juli 2004 kurz nach Mitternacht verstorben ist. Auf der Fahrt ins Polizeirevier spricht er von etwa dreißig Opfern.

Rainer L. wird nach seiner Festnahme bis zum Beginn der Gerichtsverhandlung Anfang Februar 2006 mehrfach polizeilich vernommen. Seine persönlichen Verhältnisse, sein Lebenslauf und seine vorherigen Ausbildungs- beziehungsweise Berufstätigkeiten werden systematisch recherchiert. Im Verlauf der Verhöre gesteht er 15 Tötungen, alle seien nach dem gleichen Muster verlaufen. Zuerst habe er die Patienten mit einem Medikament zur Narkoseeinleitung beziehungsweise zur Beruhigung leicht sediert und anschließend mit einem Muskelrelaxans wie Lysthenon® oder in seltenen Fällen auch Esmeron® eine tödliche Lähmung der Atemmuskulatur herbeigeführt. Die Medikamente habe er über bereits vorhandene Venenkatheter injiziert. Die Präparate lähmen, wie bereits erwähnt, die Muskulatur, auch die Atemmuskulatur. Das perfide dabei ist: Die Patienten bleiben bei Bewusstsein. Ohne künstliche Beatmung kommt es rasch zum Atemstillstand. Der Sauerstoffgehalt des Blutes sinkt ab und nach etwa drei Minuten ist der Patient hirntot. Das Herz schlägt noch fünf bis zwanzig Minuten weiter bis zum Herzstillstand. Im Gegensatz zu Esmeron® lässt sich Lysthenon® im Körper von verstorbenen Menschen nicht mehr nachweisen. Eine nahezu perfekte Tötungsmethode.

Vor Gericht

Den Ermittlungen der Kriminalpolizei Kempten zufolge starben von Januar 2003 bis Ende Juli 2004 während der Dienstzeit von Rainer L. in der Sonthofener Klinik 83 Patienten – erheblich mehr, als während der Schichten anderer Mitarbeiter. 38 der Toten waren feuerbestattet worden, in drei Fällen konnte ein Fremdverschulden sicher ausgeschlossen werden. Die verbleibenden 42 Leichen wurden exhumiert und gerichtsmedizinisch untersucht.

Zur Frage der Schuldfähigkeit wird Rainer L. im März und April 2005 im Auftrag des Landgerichts in Kempten forensisch-psychiatrisch untersucht. Im Juni 2005 liegt das schriftliche Gutachten vor. Am 5. September 2005 ist die Anklageschrift der Staatsanwaltschaft Kempten fertig. Rainer L. wird des 16-fachen Mordes, des zwölffachen Totschlags, des versuchten Totschlags, der Tötung auf Verlangen und des Diebstahls im mehreren Fällen angeklagt. Am 7. Fe-

Der Fall Rainer L.

bruar 2006 beginnt der Prozess vor dem Landgericht Kempten. Er dauert 41 Tage, gehört werden 87 Zeugen und drei Sachverständige.

Zu Beginn der Hauptverhandlung gesteht Rainer L. in einer schriftlichen Stellungnahme eine gefährliche Körperverletzung. Das Opfer ist in diesem Fall seine Freundin, der er durch die Gabe von Psychopharmaka habe helfen wollen. Auch die Diebstähle von Medikamenten und Faxgerät gibt er zu. Zu den Tötungsvorwürfen erklärt er: »Ich habe die Verstorbenen zu Opfern werden lassen, indem ich ihnen – bis auf wenige Ausnahmen – den Rest ihres Lebens genommen habe.« Seine früheren Geständnisse widerruft er zu Beginn des Prozesses. Darin hatte er seine Opfer konkret benannt und die Tatumstände genau geschildert.

Das Gericht war überzeugt, dass Rainer L. nur solche Taten gestanden hatte, bei denen er absolut sicher war, getötet zu haben. Einige der Toten waren verbrannt worden, doch in sämtlichen exhumierten Opfern, deren Tötung der Pfleger gestanden hatte, ließen sich Rückstände der todbringenden Medikamente nachweisen. Die Kammer legte daher bei der Urteilsfindung trotz des Widerrufs das Geständnis zugrunde.

Am 20. November 2006 verurteilt das Landgericht Kempten Rainer L. in allen seitens der Staatsanwaltschaft vorgelegten Anklagepunkten zu einer lebenslangen Freiheitsstrafe. Das Gericht stellt die besondere Schwere der Schuld fest. Außerdem wird dem Täter für immer untersagt, den Beruf des Krankenpflegers auszuüben. Einen Tag später beantragt die Verteidigung Revision. Mit Beschluss vom 16. August 2007 lehnt der Bundesgerichtshof eine Wiederaufnahme ab, damit ist das Urteil rechtskräftig.[5]

Im Fall von Rainer L. drängt sich der Eindruck auf, dass die Klinikleitung und die Verantwortlichen auf der Station nicht hinschauen wollten. War es die Angst vor einem schlechten Image, die Sorge vor sinkenden Patientenzahlen, die einen offensiven Umgang mit dem problematischen Mitarbeiter verhinderten? Hoffte man auch in Sonthofen, dass Rainer L. irgendwann gehen und sich eine neue Arbeitsstelle suchen würde?

Hinweise auf sein Verhalten und seine Taten hat es viele gegeben. Passiert ist dennoch nichts. Es scheint im Übrigen bis heute so zu sein, dass das Klinikum Sonthofen Augen und Ohren verschließt und man hofft, mit den Tötungen von Rainer L. nicht mehr in Verbindung gebracht zu werden. Interviews zu diesem Thema gibt in der Klinik niemand. Selbst ehemalige Mitarbeiter, die nach der Tötungsserie gekündigt haben, wollen damit nichts mehr zu tun haben.

Hans W. hat es nach vielen Jahren immerhin geschafft, dass eine Gedenkstele auf dem Sonthofener Friedhof errichtet wurde. Sie erinnert an die Opfer von Rainer L. Zugute halten muss man dem Klinikum, dass es sich gemeinsam mit der Stadt an den Kosten beteiligte. Zehn Jahre nach dem Mord an seinem Vater hat Hans W. hier einen Ort der Erinnerung gefunden.

Einen solchen Ort wünschen sich die Angehörigen der Opfer von Niels H. auch. Die Anwältin Gaby Lübben fordert von der Stadt Delmenhorst, einen »Baum der Erinnerung« zu pflanzen. Sie hofft, dass die Verantwortlichen die Augen nicht länger verschließen vor dem Leid der Angehörigen, wenn schon niemand diesen Mann rechtzeitig stoppen konnte oder wollte.

Problemfall Arbeitszeugnis

Der Fall Niels H. zeigt, was passiert, wenn eine Klinik die Vorfälle nicht aufdeckt, sondern den verdächtigen Mitarbeiter einfach weiterlobt«. Im wahren Sinn des Wortes. Anstatt ihn zu konfrontieren, legt man ihm nahe zu kündigen. Im Gegenzug wird er freigestellt, bekommt für drei Monate sein Gehalt weitergezahlt und erhält ein gutes Arbeitszeugnis – mit dem er dann auch sofort eine neue Stelle in Delmenhorst findet.

Das Arbeitszeugnis von Niels H. trägt insgesamt die Note »2«. »Das ging nicht anders«, so der Kommentar des heutigen Klinikgeschäftsführers. Das Zeugnis hält fest, dass Niels H. »umsichtig, gewissenhaft und selbständig« gearbeitet und in »kritischen Situationen […] überlegt und sachlich richtig« gehandelt habe. Er sei im Umgang mit Patienten »einfühlsam und verantwortungsbewusst« gewesen und die ihm übertragenen Aufgaben habe er zur »vollsten Zufriedenheit« erledigt. Man bescheinigt ihm, wegen »seiner Einsatzbereitschaft und seines kooperativen Verhaltens […] im Mitarbeiterkreis und bei Vorgesetzten beliebt und geschätzt« gewesen zu sein. Und zu guter Letzt heißt es, er sei »auf eigenen Wunsch« ausgeschieden. Mit diesem Zeugnis bewirbt sich der Pfleger in Delmenhorst – um kurze Zeit später die Mutter von Claudia L. umzubringen.

Dirk Tenzer, der zum Zeitpunkt des unseligen Wirkens des Pflegers noch nicht die Leitung der Klinik innehatte, muss sich unangenehme Fragen zu diesem Thema gefallen lassen. Er sagt, die Vorbehalte, die es zum Zeitpunkt des Weggangs gegen Niels H. gegeben habe, hätten ein schlechtes Arbeitszeugnis nicht hinreichend begründen können. »Es ist sicherlich so, dass viele Fehler passiert sind, viel Falsches«, räumt er ein. Allerdings, so gibt Tenzer zu bedenken, habe es auch Mitarbeiter gegeben, die Niels H. verteidigt und ihm gutes Arbeiten attestiert hätten. Es habe sogar Stimmen gegeben, die die Versetzung des Pflegers von der Intensivstation auf die Anästhesie kritisierten. Alles in allem seien nur vereinzelte Mitarbeiter davon überzeugt gewesen, dass der Pfleger »Patienten aktiv geschädigt« habe.

Um die Situation zu entschärfen, habe man ihm einen Arbeitsplatzwechsel nahegelegt. Allerdings sagt der Klinikleiter: »Mit dem Wissen von heute wäre der richtige Weg gewesen, die Ermittlungsbehörden einzuschalten, nur die können so jemanden stoppen. Ein Zeugnis stoppt niemanden.«[6]

Die Ermittlungsbehörden hätten in diesem Fall aber auch konsequent handeln müssen. De facto ist es erst der Hartnäckigkeit von Claudia L. zu verdanken, dass die Behörden ihre Arbeit gründlich gemacht haben. Die Verantwortlichen in der Klinik jedenfalls – das legen Tenzers Äußerungen nahe – scheinen damals der Meinung gewesen zu sein, es hätte mehrerer Beweise gegen Niels H. bedurft. Vielleicht war man aber auch einfach nur froh, Niels H. ohne großes Aufsehen los zu sein. Denn natürlich ist es für ein Klinikum der GAU schlechthin, wenn eine solche Tötungsserie bekannt wird.

Wie schwierig es offenbar ist, in solch kritischen Situationen ein realistisches Arbeitszeugnis auszustellen, zeigt auch der Fall einer Hebamme, die sich 2016 in München vor Gericht verantworten muss. Der Vorwurf: Sie habe am Klinikum Großhadern im Kreißsaal durch die Gabe blutverdünnender Mittel Schwangere während der Entbindung in Lebensgefahr gebracht. Aufgeflogen ist das Ganze durch aufmerksame Kollegen.

Problemfall Arbeitszeugnis

Ebenjene Hebamme war bereits bei ihrer vorherigen Arbeitsstelle in einem Klinikum im hessischen Bad Soden durch merkwürdiges und gefährliches Verhalten aufgefallen. Nach einem Gespräch mit ihren Vorgesetzten wurde sie zunächst freigestellt. Nach einem arbeitsgerichtlichen Vergleich wurde das Arbeitsverhältnis schließlich beendet: »Entsprechend des ausgehandelten Vergleichs mit Stillschweigevereinbarung in Bezug auf den Vorfall mit der Patientin S erhielt die Angeschuldigte auch ein qualifiziertes Arbeitszeugnis mit der Note ›gut‹«, heißt es im abschließenden Gerichtsdokument.

Obwohl der Vergleich Stillschweigen vorsah, ließ die Sache dem Chefgynäkologen der hessischen Klinik keine Ruhe und er informierte die Hebammenaufsicht vor Ort. Einem Gespräch entzog sich die Frau durch ihren Umzug nach München. Kurz zuvor hatte sie sich erfolgreich mit besagtem Zeugnis am Münchner Klinikum Großhadern beworben. Der Chefgynäkologe aus Bad Soden tat nun allerdings etwas, das er eigentlich nicht hätte tun dürfen: Er rief den damaligen Leiter der Frauenklinik Großhadern an und warnte ihn vor der neuen Kollegin. Und bat um Verschwiegenheit.

In München ist man wachsam, gibt der neuen Kollegin zu verstehen, man werde sie besonders im Auge behalten. Weil genau das geschah, konnte Schlimmeres verhindert werden. Inzwischen wurde die Hebamme vor dem Münchner Landgericht zu 15 Jahren Haft wegen siebenfachen versuchten Mordes verurteilt. Ein lebenslanges Berufsverbot wird dafür sorgen, dass sie zumindest auf einer Geburtsstation keinen Schaden mehr anrichtet.[7]

Der Fall des Krankenpflegers Niels H. hat immerhin dazu geführt, dass der niedersächsische Landtag einen Sonderausschuss ins Leben gerufen hat. Er soll nicht – wie etwa ein Untersuchungsausschuss – klären, was genau in Delmenhorst und Oldenburg passiert ist. Sondern er hat die Aufgabe, »Konsequenzen aus den Krankenhausmorden« zu ziehen und sich für die »Stärkung der Patientensicherheit« einzusetzen. In Zusammenarbeit mit Prof. Gunnar Duttge vom Zentrum für Medizinrecht an der Universität Göttingen wurde die Sachlage analysiert. Beim Thema Arbeitszeugnis kommt der Ausschuss zu dem Ergebnis, dass das deutsche Arbeitsrecht hier eine Schwachstelle habe. Der Vorschlag des Ausschusses ist so lapidar wie unmissverständlich. Arbeitszeugnisse müssen ehrlich sein und die Qualifikation des Mitarbeiters so wiedergeben, dass es den Tatsachen entspricht: »Es bedarf dringlich geeigneter Maßnahmen, damit die zuständigen Personalverantwortlichen wahrheitsgemäße Arbeitszeugnisse ausstellen. Nur so erfüllen sie ihren Zweck, dass sich künftige Arbeitgeber auf diese Weise ein erstes zutreffendes Bild machen können.«[8]

Der Fall der Hebamme zeigt, dass solche Taten verhindert werden können, wenn Informationen weitergegeben werden und offen kommuniziert wird. Und wenn ein Interesse daran besteht, nicht nur Schaden von einer Klinik, sondern vor allem von den Patienten abzuwenden. In den meisten anderen Fällen hat es in den betroffenen Krankenhäusern genau an diesem Interesse gemangelt. Es spricht vieles dafür, dass in Oldenburg weniger passiert wäre und die Morde in Delmenhorst gar nicht geschehen wären, wenn die Verantwortlichen im Klinikum Oldenburg rechtzeitig und angemessen gehandelt hätten.

5
Plädoyer für eine Systemkorrektur

Das bisher Geschilderte muss die Nutzer unseres Gesundheitssystems – also uns alle – zu Recht erschrecken. Die Tötungsserien an deutschen Kliniken sind sicher die Spitze des Eisbergs. Doch wie bei jedem Eisberg ist das, was über die Oberfläche hinausragt, nur der kleinste Teil. Laut der Studie der Universität Witten-Herdecke vom Herbst 2015 sind mehr als 40 Prozent der Gesundheits- und Krankenpfleger mit ihrer beruflichen Situation unzufrieden. Wenn fast die Hälfte der Mitarbeiter eine solche Einschätzung abgibt und noch dazu über 40 Prozent der Ärzte die Belastungen an ihrem Arbeitsplatz für so hoch halten, dass sie gesundheitliche Schäden fürchten, dann sollte man, dann kann man nicht einfach zur Tagesordnung übergehen.

Es wäre zu einfach, wollte man die Tötungsserien persönlichkeitsgestörten Einzeltätern oder besonders unachtsamen und ignoranten Kollegen und Vorgesetzten allein zuschreiben. Ebenfalls zu einfach wäre es, die Verhältnisse in Delmenhorst, Oldenburg, Berlin, Wuppertal und Sonthofen als besonders schlecht hervorzuheben. Sie sind nicht anders als andernorts auch. Tötungsserien in Kliniken und Heimen können unter den gegenwärtigen Bedingungen fast überall passieren. Noch einmal zur Erinnerung: An keinem Tatort waren der drastisch gestiegene Medikamentenverbrauch, die deutlich höheren Sterbeziffern und die besonders häufige

Anwesenheit eines einzelnen Kollegen aufgefallen. Die Zeiträume, in denen die Täter ungestört morden konnten, betrugen bis zu sieben Jahre. Frühzeitige Verhaltensauffälligkeiten der später als Täter identifizierten Kollegen führten nicht zu Mitarbeitergesprächen, und wenn doch, hatten diese keine nennenswerten Folgen. Tatsächlich gemeldete Vorkommnisse versickerten oder wurden nicht ernst genommen, ein aktiver Aufklärungswille und konsequente interne Untersuchungen gab es kaum.

Es mag sein, dass sich einzelne Tötungen nicht verhindern lassen. Es darf aber nicht sein, dass über Jahre hinweg massive Auffälligkeiten ignoriert werden. Und es darf ebenfalls nicht sein, dass ein System, das diese Vorgehensweise offenbar begünstigt, das seine Mitarbeiter kaputt macht und die Patienten im schlimmsten Fall einer akuten Lebensgefahr aussetzt, einfach so weiterbestehen kann.

Mit anderen Worten, unser Gesundheitssystem muss sich in vielen Bereichen fundamental ändern. Wir brauchen Krankenhäuser und Heime, die dafür belohnt werden, wenn sie sich tatsächlich den Menschen und ihren Bedürfnissen widmen, wenn sie im Bereich Pflege und Medizin höchste Qualität bieten – und sich nicht, wie das bisher der Fall ist, bedingungslos dem Diktat des Marktes unterwerfen. Dringend erforderlich ist ein neues Gleichgewicht: Die fachlichen und menschlichen Anforderungen in Medizin und Pflege müssen mit den eigenwirtschaftlichen Interessen eines Klinikums, insbesondere aber mit den gesellschaftlichen Anforderungen in Balance gebracht werden. Es ist für die Versorgung der Patienten gefährlich und fachlich nicht zu vertreten, dass bei personenbezogenen medizinischen Entscheidungen der Budgeterfolg im Vordergrund steht. Gegenwärtig beeinflussen aber vorhandene Überkapazitäten die medizinischen Indikationsstellungen, etwa bei gut vergüteten Operationen. Im internationalen Vergleich hat Deutschland in der EU die meisten Krankenhausbetten. Im Jahr 2011 waren es 822 Betten pro 100 000 Einwohner – der europäische Durchschnitt liegt bei 521 Betten.[1] Eigentlich sollte man meinen, dass Deutschland damit auch bei der Versorgungsqualität Spitzenreiter sei. Dem ist aber nicht so. In den meisten Rankings liegt Deutschland allenfalls auf einem mittleren Platz. Das gilt besonders für Herz-Kreislauf-Erkrankungen, die häufigste Todesursache.[2]

Tatsächlich ist der Zwang zur »schwarzen Null« des einzelnen Krankenhauses im gegenwärtigen System der entscheidende Treiber für die Fehlentwicklung. Das lässt sich nur ändern, wenn die seit Jahrzehnten zu beobachtende ordnungspolitische Selbstentmachtung aufhört und sinnvolle Planungsprozesse initiiert werden. Die vorhandenen etwa 1950 Krankenhäuser in Deutschland sind nicht erforderlich für eine bessere Versorgung. Die entsprechende Umverteilung von Personal und medizinischer Ausstattung auf weniger Kliniken würde die Versorgungsqualität nicht verschlechtern, sondern steigern. Denn: Rund 25 Prozent der Kliniken sind derzeit personell und apparativ unzureichend ausgestattet.[3]

Grundsätzlich haben die Krankenhäuser Anspruch auf Förderung der Investitionskosten durch das jeweilige Bundesland. Dieser Verpflichtung kommen die Länder aber seit Jahren nicht mehr ausreichend nach. Es gibt einen regelrechten Investitionsstau. Da muss man sich nicht wundern, wenn Krankenhäuser für die notwendigen Investitionen auch Mittel verwenden, die eigentlich zweckgebunden für die Behandlung von Patienten zur Verfügung gestellt wurden. Da muss man sich nicht wundern, wenn die Kliniken, um des eigenen Überlebens willen, Leistungen erbringen, die medizinisch fragwürdig sind. Wir sehen tatenlos zu, wie ein Konkurrenzkampf zwischen vielen einzelnen Kliniken entfacht wird, der die Versorgungsqualität zunehmend verschlechtert: Mit weniger Personal müssen mehr »Fälle« durchgeschleust werden, um den Fortbestand der eigenen Klinik zu sichern. Etwa 17 Millionen waren es im Jahr 2000, rund 19 Millionen im Jahr 2012.[4] Diese Entwicklung hängt mehr mit dem derzeitigen Abrechnungssystem und den seit Jahren zu geringen Investitionskostenzuschüssen der Länder zusammen als mit medizinischen Notwendigkeiten. Sie ist aber offenbar politisch gewollt. Denn für notwendige Krankenhausschließungen findet man vor Ort nur schwerlich Verständnis und Akzeptanz. Der Landes- oder Bundespolitiker, der in seinem Wahlkreis eine Krankenhausschließung *nicht* verhindert, dürfte schlechte Chancen bei der nächsten Wahl haben. Deswegen überlässt »die Politik« die Schließungen lieber »dem Wettbewerb«, »dem Markt«. Am Ende dieses mit Krankenkassenbeiträgen und Steuermitteln finanzierten Verdrängungswettbewerbs werden Krankenhäuser schließen müssen – weil sie in die Pleite getrieben wurden. Bis dahin allerdings wird man Unsummen für bauliche und apparative »Aufrüstungen« ausgeben und dafür auch Betriebsmittel zweckentfremden, die dann für eine angemessene Personalausstattung fehlen. Diese Personalknappheit wiederum führt zu Qualitätsverschlechterung, zu Überforderung und schließlich zu Resignation bei den Mitarbeitern.

Auch die Auflösung der starren Grenzen zwischen dem stationären und dem ambulanten Bereich würde die Versorgungsqualität verbessern. Ein Thema, das politisch allerdings seit Jahrzehnten mit äußerster Zurückhaltung behandelt wird. Erforderlich wären verlässliche ordnungspolitische Rahmenbedingungen, die das Patientenwohl zum Fixpunkt machen. Dazu bedarf es eines vom Gesetzgeber vorgegebenen Vergütungssystems, das Anreize für eine medizinisch sinnvolle patientenorientierte Versorgung schafft, für stationär-ambulant vernetzte Behandlungen – und nicht für solche, die besonders lukrativ sind. Dieses neue Vergütungssystem müsste Anreize setzen für Qualität, für gute Ergebnisse. Im Moment werden die Krankenhausleistungen etwa bei Operationen unabhängig von der Qualität vergütet. Obwohl wir bereits jetzt wissen, dass Kliniken mit hoher Rentabilität häufig unterdurchschnittliche Qualität abliefern.[5]

Unser kaputtes Gesundheitssystem bedarf also dringend der Reparatur. Ohne gravierende Kurskorrekturen wird es zu einer weiteren Erosion der Versorgungsqualität kommen. Ärzte und Pfleger werden nicht mehr in der Lage sein, selbst eine gebotene Minimalversorgung zu gewährleisten, und schließlich dürften noch mehr Tote zu befürchten sein.

Trotzdem wollen wir optimistisch sein. Wir alle haben ein Interesse daran, dass sich das System wieder unserer Gesundheit verpflichtet. Dafür sind viele Schritte nötig. Der allererste ist der folgende: Das System darf sich nicht länger an Fallzahlen und Liegetagen orientieren. Das ist die Basis, um wieder den Menschen ins Zentrum der Medizin zu rücken. Darauf aufbauend müssen weitere Korrekturen vorgenommen werden. Weiterführende Überlegungen dazu haben wir in einer Art »Forderungskatalog« zusammengetragen.

Forderung 1: Bessere Ausbildung

Beginnen wir von vorn, da, wo alles anfängt – bei der Ausbildung. Schon bei der Auswahl der Bewerber sollte es dazugehören, nach den Motiven für eine Ausbildung im Bereich Pflege oder Medizin zu fragen und eine Art Eignungstest durchzuführen. In vielen anderen Berufszweigen sind sogenannte Assessment-Center ein wichtiges Instrument zur Auswahl geeigneter Bewerber oder zukünftiger Mitarbeiter. Dabei werden nicht nur fachliche und soziale Kompetenzen überprüft, sondern auch der Umgang mit Stress und hohen Belastungen. Es steht außer Frage, dass Letzteres im medizinisch-pflegerischen Bereich enorm wichtig ist.

In kaum einem anderen Tätigkeitsfeld ist die Konfrontation mit Leid und Sterben so groß. Wenn ein Mensch einen Unfall hatte, steht er unter Schock, leidet an Schmerzen und trägt vielleicht so massive Schäden davon, dass sich sein Leben fundamental ändert. Besteht bei einem Patienten der Verdacht auf eine Krebserkrankung, bedeutet das für den Betroffenen eine extreme Ungewissheit, einhergehend mit Todesangst. Die Nebenwirkungen einer Krebstherapie sind enorm, auch für die Angehörigen. Wer schon einmal auf einer Kinderkrebsstation war, weiß, wie belastend der Anblick der kleinen Patienten ist; wer auf einer solchen Station als Arzt oder Pfleger arbeitet, muss das aushalten können.

Hinzu kommt, dass es in kaum einem anderen Berufsfeld ein so großes Spannungsfeld von Bedürftigkeit und Abhängigkeit gibt wie in der Pflege. Die Patienten sind auf Zuwendung angewiesen und sie vertrauen darauf, gut versorgt zu werden. Anders formuliert bedeutet dies, dass die Ausübung eines helfenden Berufs unvermeidbar verbunden ist mit der Ausübung von Macht. Macht, die man zum Wohl

Forderung 1: Bessere Ausbildung

der Schutzbefohlenen einsetzen kann, die man aber auch missbrauchen kann. Nicht zuletzt deshalb ist es wichtig, junge Auszubildende nach den Motiven für ihre Berufswahl zu fragen.

Bei vielen, die sich für diesen Berufszweig entscheiden, geht es in erster Linie darum, anderen zu helfen. Ein Motiv, das Achtung verdient, vom Einzelnen aber viel abverlangt. Häufig spielt dabei jedoch auch die unausgesprochene und zumeist unbewusste Hoffnung eine Rolle, sich selbst besser zu fühlen, indem man anderen hilft. Und in der Tat ist es ein beglückendes Gefühl, einen Patienten vor sich zu haben, dem man etwas Gutes getan hat. Sei es, dass man ihn von seinen Schmerzen befreit hat, dass man ihm die Angst vor einer Behandlung genommen hat oder dass man ihn dabei unterstützt hat, nach einer Operation wieder mobil zu werden. Tiefe Dankbarkeit seitens der Patienten kann einem zuteilwerden nach einem einfühlsamen Gespräch, nach einem Lagerungswechsel oder nach einer sorgsamen Körperpflege. Man wird allerdings auch andere, weniger schöne Erfahrungen machen. Fordernde, nörgelnde Patienten, die mit ihrer eigenen schwierigen Lage nicht klarkommen und ihren (teils berechtigten) Frust am Pflegepersonal auslassen. Patienten, die verwirrt sind, die nicht begreifen, was man von ihnen will, die vielleicht auch beleidigend werden oder gar handgreiflich. Angehörige, die alles besser wissen, viel Aufmerksamkeit brauchen oder die (auch das ist nachvollziehbar) nicht sehen können oder wollen, dass nicht nur ihr Familienmitglied Betreuung braucht, sondern noch zwanzig andere Patienten (und deren Angehörige). Menschen, die trauern, die verzweifelt sind, jede Hoffnung aufgegeben haben. Die Liste ließe sich endlos fortsetzen.

Mit dieser ganzen Bandbreite an Emotionen und dem

ganz normalen Wahnsinn auf einer personell unterbesetzten Station müssen die Pfleger klarkommen. Wer in dieser belastenden Situation glaubt, eigene Probleme durch das Ergreifen eines helfenden Berufes ausgleichen oder gar lösen zu können, kann in eine sehr gefährliche Lage geraten. Zumal, wenn es sich bei dem Betroffenen um einen Menschen mit einer ausgeprägten Selbstunsicherheit handelt, wie das bei den meisten späteren Tätern der Fall war. Niels H. oder Rainer L. reichten gelegentliches Lob und Anerkennung nicht aus. Sie brauchten permanente Aufmerksamkeit, ständige Wertschätzung durch Kollegen und Patienten oder gar ein »Podest«, wie es der Täter von Oldenburg und Delmenhorst formulierte. Sie brauchten dieses gute Gefühl wie ein Süchtiger die Droge. Sie konnten das Leid auf Dauer nicht ertragen, weil sie mit einem Teil ihres Selbst nicht klarkamen. Für die Opfer war das eine tödliche Mischung. Denn selbstverständlich werden in der rauen Wirklichkeit des Klinikalltags nicht alle Patienten gesund und nicht alle sind dankbar. Auch Kollegen schätzen einen nicht immer wert und Vorgesetzte erkennen oft nicht an, was geleistet wird. So etwas ist für jeden Arbeitnehmer frustrierend, egal in welchem Beruf. Selten allerdings bestehen so viele Möglichkeiten, diesen Frust an Schutzbefohlenen abzulassen oder diese sogar akut zu gefährden.

Die Auswertung der eigenen Untersuchungsergebnisse der Universität Witten-Herdecke legt denn auch nahe, dass der Großteil der Tötungshandlungen aus einem persönlichen Impuls heraus geschah – und nicht auf Verlangen des Patienten.[6] Die Wuppertaler Krankenschwester Martina R. sagte beispielsweise aus, sie sei unfähig gewesen, unabänderliche Leidenszustände hinzunehmen. Hinzu sei das »Leiden an sich selbst« gekommen, das sie auf ihre Patienten projiziert habe. Im Moment der Tötung habe sie ihr eigenes Leiden nicht mehr von dem der Patienten trennen können. Die Unfähigkeit, innere Konflikte erlebend zu reflektieren und angemessene Problemlösungen zu finden, war typisch für sie – wie für zahlreiche andere Serientäter im Klinikbereich.[7]

Wer in einem helfenden Beruf arbeitet, muss also enttäuschte Erwartungen verarbeiten und sich selbst und seine Persönlichkeit zurücknehmen können. Er muss in der Lage sein, die permanente berufliche Konfrontation mit schweren Leidenszuständen bei teils ausbleibender Anerkennung in einem manchmal konfliktbeladenen Umfeld auszuhalten. Sonst kann das in Ohnmacht, Selbstwertkrisen und Verbitterung münden, die im Zweifelsfall an den Patienten ausgelassen wird.

Der Umgang mit allen diesen vielfältigen Belastungen sollte ein Schwerpunkt auch während der Ausbildung sein. Man sollte jungen Helfern beibringen, ihre eigene psychische Situation zu thematisieren und sich selbst und das eigene Arbeitsumfeld sorgfältig zu beobachten. Es geht darum, eine kritische Wahrnehmung zu entwickeln und ein Bewusstsein dafür, Grenzüberschreitungen zu erkennen. Bei sich selbst und im Umgang mit anderen. Es geht darum, eine Art Frühwarnsystem zu etablieren, damit man rechtzeitig merkt, wenn etwas nicht stimmt.

Erste Anzeichen dafür, dass jemand abrutscht, können bereits vorliegen, wenn jemand sprachlich sehr verroht, sich zurückzieht, eigenmächtig oder unprofessionell zu handeln beginnt. Wenn es dann keinen Raum gibt, in dem Probleme offen angesprochen werden und eine kritische (Selbst-)Wahrnehmung zum Thema gemacht werden kann, besteht die Gefahr, in eine Spirale hineinzugeraten, aus der man von selbst kaum mehr herausfindet. Wer sich selbst nicht wahrgenommen fühlt, wird irgendwann möglicherweise auch die eigene Arbeit für sinnlos und vergeblich halten. Wer aber die eigene Helfertätigkeit solchermaßen abwertet, nimmt auch die ihm anvertrauten Schutzbefohlenen abwertend wahr. Spätestens dann wird es für beide Seiten gefährlich.

Diese Spirale, in die Mitarbeiter des Gesundheitswesens geraten können, muss Thema während der Ausbildung sein. Das Erlernen von Bewältigungsstrategien sollte ebenso dazugehören wie eine kontinuierliche Überprüfung der mentalen Situation. Ausbilder und Lehrer beobachten immer wieder, dass junge Menschen eine Ausbildung in diesem Bereich durchlaufen und auch abschließen, für die sie mental nicht geeignet sind.

Das Problem könnte sich in Zukunft verschärfen. Bisher haben Pflegeschüler bereits nach wenigen Monaten Ausbildung die erste Praxiserfahrung auf Station gesammelt. Die Auszubildenden haben vorher entschieden, ob sie sich auf die Krankenpflege, die Kinderkrankenpflege oder die Altenpflege spezialisieren. Entsprechend zielstrebig konnte die Ausbildung ablaufen. Aber 2018 soll sich das ändern. Die Bundesregierung fürchtet – nicht zu Unrecht – den (bereits bestehenden) Fachkräftemangel in der Pflege. Deshalb sollen die drei Bereiche Krankenpflege, Kinderkrankenpflege und Altenpflege durch das Pflegeberufegesetz in eine Ausbildung überführt werden.

Im Vorfeld dieser Gesetzesinitiative gab es vor allem Kritik von den Vertretern der Altenpflege. Ihre Befürchtung: In diesem Bereich werde es dann noch schwieriger, gutes Personal zu finden. Eine andere Befürchtung wurde besonders von den Berufsverbänden formuliert: Die Ausbildung könnte dann noch oberflächlicher werden, weil mehr abgedeckt werden müsse.

Forderung 1: Bessere Ausbildung

In der Tat geben selbst Experten, die am neuen Ausbildungscurriculum mitgewirkt haben, zu, dass man nicht mehr alle pflegerischen Details für jeden Bereich der Pflege werde behandeln können. Die Hoffnung ist dennoch, dass sich mehr Menschen für den Pflegeberuf interessieren, wenn es leichter ist, dort in verschiedenen Bereichen zu arbeiten und auch vom einen in den anderen zu wechseln. Die Befürchtung allerdings bleibt, dass wir oberflächlich geschulte Pflegeabsolventen bekommen, die noch weniger Praxiserfahrung haben als bisher, wenn sie in den Beruf einsteigen. Dabei gilt eigentlich, je früher in die Praxis, desto besser. Eine Ausbildung *nach* der Ausbildung könnte die Folge sein – worunter Kollegen und Patienten leiden würden.

Die persönliche Befähigung spielt nicht nur in den Pflegeberufen, sondern auch unter angehenden Medizinern keine Rolle. Dabei sagt eine Abiturnote von 1,0 nichts aus über die Eignung des späteren Arztes. Und eine Promotion »summa cum laude« mag zwar belegen, dass man hier einen hervorragenden Forscher in seinem Fachbereich vor sich hat – doch diese Leistung sagt kaum etwas über die Beobachtungsgabe, die Beziehungsfähigkeit, dessen diagnostische und klinische Fähigkeiten aus.

Ärzte und Pfleger sind teils dauerhaft mit schweren und schwersten Leidenszuständen und qualvollen Sterbeprozessen konfrontiert. Der psychische Druck ist enorm, auch weil jeder Fehler gravierende Folgen haben kann. Zu alldem kommt das Diktat der betriebswirtschaftlichen Effizienz. Der Zwang zur Kostenreduzierung führt zu Kürzungen beim Personal, auf den verbleibenden Kräften lastet nun noch mehr Verantwortung, die Zeit für den einzelnen Patienten wird geringer. Unter solchen Arbeitsbedingungen leiden nicht nur die Kranken, sondern auch Pfleger und Ärzte.

In Deutschland kann ein angehender Arzt mit 19 Monaten Praxiserfahrung die Ausbildung absolvieren. Dazu gehören ein dreimonatiger Krankenpflegedienst, ein viermonatiges Praktikum, die Famulatur und das praktische Jahr. In Österreich müssen werdende Ärzte seit 2014 27 Monate in einem Krankenhaus oder bei einem Arzt verbringen und praktische Erfahrung sammeln. Sie verschaffen sich dabei einen Überblick über nahezu alle medizinischen Bereiche, dann schließen sich noch sechs Monate bei einem Allgemeinmediziner an, bevor sie zur Prüfung zum Allgemeinarzt zugelassen werden. In Österreich hat man gemerkt, dass junge Ärztinnen und Ärzte mit der Komplexität des Systems Krankenhaus überfordert waren. Jetzt wird mehr Wert auf die praktische Ausbildung gelegt.

Bei uns ist diese Problematik allseits bekannt, dennoch wird viel zu wenig beachtet, wie die jungen Auszubildenden oder Studenten mit der Komplexität dieser Anforderungen umgehen sollen. Woran erkennt ein junger Pfleger während seiner Lehre an einem Klinikum oder auch danach, wann er die Grenzen seiner Belastbarkeit erreicht oder gar überschritten hat? Was soll er tun, wenn er auffälliges Verhalten eines Kollegen beobachtet? Fragen, mit denen Berufsanfänger alleingelassen werden. Sie werden hineingeworfen in ein System, durch das immer mehr Patienten geschleust werden, bei immer weniger Personal. Zu den Stellenkürzungen der vergangenen Jahre kommt inzwischen das Problem, dass Helfer rar sind. In deutschen Krankenhäusern dauert es im Schnitt 110 Tage, bis eine offene Stelle für eine Pflegekraft neu besetzt werden kann.[8] Etwa vier Monate, in denen die

Forderung 1: Bessere Ausbildung

anderen für einen fehlenden Kollegen mit arbeiten müssen. Und nicht immer werden offene Stellen irgendwann besetzt. Allein in deutschen Krankenhäusern fehlen derzeit etwa 6000 Gesundheits- und Krankenpfleger und rund 2000 Ärzte. In der Altenpflege werden aktuell gut 30 000 Fachkräfte gesucht.[9] Angesichts dieses Mangels werden Arbeitgeber, Vorgesetzte und Ausbilder bei Beurteilungen und Einstellungen eher großzügig sein. In Mangelsituationen werden Examen bestanden und wird eingestellt – auch wenn es möglicherweise Bedenken gibt. Wer möchte sich in dieser angespannten Situation schon einen potenziellen Mitarbeiter vergraulen durch »zusätzliche« Ansprüche an persönliche Stabilität, Empathiefähigkeit und die Bereitschaft, selbstkritisch das eigene Befinden zu betrachten. Da schaut man lieber nicht so genau hin – Hauptsache, die Stelle ist besetzt. Dennoch: Bei der Auswahl der Bewerber, während der Ausbildung und später im Rahmen von begleitenden Fort- und Weiterbildungen müssen die besonderen Belastungen und die Anforderungen in helfenden Berufen thematisiert werden: Welche persönlichen Auswirkungen haben die alltäglichen Anforderungen und Verrichtungen auf mich – etwa das Aufschneiden von Menschen bei Operationen, das Wegwischen von Exkrementen, die Versorgung von entstellten Unfallopfern, die Begleitung von sterbenden Menschen, der Umgang mit schimpfenden oder drohenden Personen? Wie gehe ich damit um, wenn ich dem einzelnen Patienten nicht mehr gerecht werden kann, weil der Arbeitsanfall zu groß ist? Gewalt gegenüber Schutzbefohlenen und durch Schutzbefohlene müssen Thema in der Ausbildung und in Fort- und Weiterbildungen werden. Frühwarnzeichen sollten den neuen Helfenden bekannt sein. Nur dann kann ein Bewusstsein dafür entstehen, dass grundsätzlich keine Einrichtung davor geschützt ist, zum Tatort derartiger Tötungsserien zu werden. Und nur dann kann ein Bewusstsein dafür entstehen, die eigenen Grenzen wahrzunehmen und rechtzeitig Hilfe zu suchen.

Forderung 2: Begleitung im Arbeitsalltag

Pfleger und Ärzte brauchen dauerhaft Unterstützung bei der Bewältigung ihres Alltags. So sollte der berufsgruppenübergreifende Austausch zu einem festen Bestandteil des Arbeitsalltags auf Station werden – und zwar regelmäßig und während der normalen Arbeitszeit. Krankenhäuser und Heime müssen verpflichtet werden, Möglichkeiten dafür zu schaffen, dass Mitarbeiter gemeinsam reflektieren können, was sie bei ihrer Arbeit erleben. Umgekehrt müssen die Mitarbeiter dazu verpflichtet werden, an solchen Runden teilzunehmen.

In vielen Häusern gibt es entsprechende Angebote auf freiwilliger Basis, allerdings berichten Verantwortliche, dass das Angebot nicht oder nur unregelmäßig genutzt werde. Vielleicht, weil die Runden in der Regel außerhalb der Arbeitszeiten angesetzt werden, vielleicht auch, weil manchen Mitarbeitern das Bewusstsein für die Wichtigkeit solcher Gruppensitzungen fehlt. Da heißt es schnell: »Den Psychokram mag ich nicht, Probleme mache ich mit mir selber aus, das ist am besten!«

Wenn aber an regelmäßigen Fallsupervisionen, Behandlungskonferenzen und Teambesprechungen nicht alle teilnehmen, kann es passieren, dass Schwierigkeiten nicht erkannt werden. Gerade die Außenseiter, die verschlossenen

Forderung 2: Begleitung im Arbeitsalltag

Mitarbeiter, die abseits stehen oder sich gerne herausziehen, müssen motiviert werden, sich im kollegialen Gespräch mit ihrer Arbeit auseinanderzusetzen. Durch solche Runden wird gleichzeitig signalisiert, dass sich das Team, die Verantwortlichen und Vorgesetzten wirklich für die Qualität der Arbeit ihrer Mitarbeiter und für diese selbst interessieren. In einem solchen Setting können auch Regeln verbindlich festgelegt und Regelüberschreitungen thematisiert werden. Hier kann über eigene Belastungen und Entlastungsmöglichkeiten gesprochen werden. Hier kann das entstehen, was in den Vergütungskatalogen nicht vorkommt, wofür aber unbedingt Zeit und auch Geld da sein müsste: eine gute Arbeitsatmosphäre. Denn die ist sowohl für das Befinden der Mitarbeiter und die Qualität ihrer Arbeit als auch für die Effizienz ihrer Leistungen und damit der Leistung der gesamten Station entscheidend.

Eine gute Arbeitsatmosphäre hängt natürlich maßgeblich ab vom Verhalten der Vorgesetzten. Erkennen sie Nachlässigkeiten und Fehler, nehmen sie Störungen im Team wahr und sprechen dies konstruktiv an? Das erfordert Präsenz und die Fähigkeit, sich und seine Rolle zu hinterfragen. Dazu gehört es, kritische Rückmeldungen als wertvoll zu begreifen und als unverzichtbar für die Qualität der Arbeit auf Station. Dazu gehört es, sprachliche Entgleisungen wahrzunehmen und zu unterbinden. Im Allgemeinen herrscht ja in Gesundheitsberufen häufig ein eher burschikoser Umgangston, der manchmal dabei hilft, einen Moment Dampf abzulassen oder leidvolle Erfahrungen mit einem bissigen Spruch zu übertünchen. Aber wenn sich diese schmale und feine Grenze verschiebt in Richtung Verrohung, dann ist es Sache der Vorgesetzten zu intervenieren. In jenen Krankenhäusern und Heimen, in denen es zu

Tötungsserien kam, war eine solche verbale Verrohung zu beobachten. Man mag das als unwichtig abtun, aber: Jedes Mal, wenn ein Patient »abgekackt« ist, wird nicht nur das Ableben eines Menschen respektlos und zynisch kommentiert. Man verschafft sich damit nicht nur einen Moment lang eine Pseudodistanz zum Sterben und zum Tod, sondern man entwertet damit letztlich die eigene Arbeit und einen Teil seiner selbst. Und last but not least: Einer verrohten Sprache folgen nicht selten ebensolche Taten.

So war es auch in der Berliner Charité. Hier hatte die damals 54-jährige Krankenschwester Helga B. auf der kardiologischen Intensivstation fünf Morde verübt, bevor sie Anfang Oktober 2006 verhaftet wurde. Zwischen der ersten und der letzten Tat lagen 16 Monate. Während des Prozesses stellte sich heraus, dass Helga B. schon in den letzten zwei Jahren ihrer Berufstätigkeit grob und ruppig mit Patienten umgegangen war. Viele der ehemaligen Kolleginnen und Kollegen von Helga B. erzählten, dass die Schwester immer mehr zu einer Außenseiterin geworden sei. Vor Gericht kamen auch Kommunikationsstörungen der Ärzte untereinander, insbesondere aber zwischen Ärzten und dem Pflegedienst zur Sprache.

Ganz anders war offenbar das Empfinden des Klinikdirektors. Er bezeichnete die Kommunikation auf der Station als hervorragend, es sei ein »team of excellence«, das engagiert zusammenarbeite. Entlarvend allerdings, woran er diese Exzellenz unter anderem festmachte: Das Team agiere im Bewusstsein von neuesten wissenschaftlichen Erkenntnissen, hohen Erfolgsquoten und »schwarzen Zahlen«.[10] Und darum geht es ja schließlich …

Forderung 3: Konfliktmanagement und Coaching

Aus zahllosen Gesprächen wissen wir, dass in vielen Einrichtungen des Gesundheitswesens lang andauernde und unausgesprochene Konflikten schwelen. Das kann gefährlich werden, wenn sich diese Konflikte so verfestigen, dass sich Pfleger, Ärzte und Mitarbeiter aus Verwaltung und Technik unversöhnlich gegenüberstehen und nur noch die Scharfmacher der jeweiligen Seite gehört werden – um die eigenen Vorbehalte zu untermauern. Grundvoraussetzung für eine erträgliche Arbeitsatmosphäre und das Funktionieren eines Klinikbetriebs ist aber, dass Konflikte, unterschiedliche Interessen und Befindlichkeiten gemeinsam besprochen werden können. Es geht um nichts anderes als um die kommunikative Verzahnung der einzelnen Abteilungen und damit des ganzen Betriebs.

Um die verschiedenen Berufsgruppen und die Funktionsdienste stärker miteinander ins Gespräch zu bringen, bieten sich regelmäßige Konferenzen und gemeinsame Aus- und Fortbildungsveranstaltungen zu fachlichen und ethischen Fragestellungen an. Berufsgruppenübergreifende klinische Fallkonferenzen wie die schon angesprochenen »M & M-Runden« (dazu gleich mehr) können helfen, die unterschiedlichen Sichtweisen und Einschätzungen der Mitarbeiter auszutauschen und im Kollegenkreis offen zu besprechen.

Ganz wichtig: Kritik von Kollegen muss ernst genommen werden! Wer sich über gravierende Nachlässigkeiten bei vereinbarten oder angeordneten Maßnahmen beschwert, der sollte gehört werden. Und zwar auch dann, wenn es noch nicht um lebensbedrohliche Fehler geht. Es gilt, den Anfängen zu wehren. Denn wohin die Verkettung von langjährigen gravierenden Führungsfehlern, folgenlosen Fehlermeldungen in einer Atmosphäre der Ignoranz und Resignation führen kann, haben wir bei allen Fällen von Serientötungen in Kliniken und Heimen gesehen.

Wenn Regelverstöße nicht beachtet werden, wenn keine Konsequenzen daraus folgen, entsteht der fatale Eindruck, als sei alles egal. Egal, ob jemand grob mit Patienten umgeht, eine respektlose Sprache verwendet, seine Aufgaben nur unzureichend oder fehlerhaft erledigt. In einem solchen Umfeld kann es passieren, dass selbst ein Mord in den Augen des Täters »egal« ist. Wie sehr sich die Wahrnehmung verschieben kann, belegt ein Satz von Helga B.: »Der Begriff töten klingt sehr hart. Ich habe diesen Menschen die Lebenszeit verkürzt. […] Das ist für mich kein Mord. Da stell ich mir etwas anderes, etwas ganz Brutales vor. Es ist einfach ein ruhiges Ableben. Ich hätte es lassen können und sie wären alle auch so verstorben.«

Vorsicht ist immer dann geboten, wenn sich in der Dienstzeit eines Mitarbeiters unerwartete Todesfälle häufen. Wenn ein Kollege auffallend oft bei Notfallsituationen zugegen ist. Wenn er besonders häufig und präzise das Ableben späterer Opfer vorhersagen kann. Auch wer eigenmächtig und ohne ärztliche Anordnung Medikamente verabreicht, sollte von den Kollegen darauf angesprochen werden. Das wird aber nur passieren, wenn auf einer Station eben kein »Egal-Gefühl« herrscht. Sondern ein Gefühl der Achtsamkeit: Niels H., Martina R., Gerhard L. und Rainer L. hatten eher den Status von Außenseitern, sie zogen sich aus dem Kollegenkreis zurück, schienen nicht mehr greifbar. Solche Persönlichkeitsveränderungen haben immer auch Auswirkungen auf das Team, sie müssten eigentlich auffallen, den Kollegen wie den Vorgesetzten. Werden solche Veränderungen wahrgenommen, muss es die Möglichkeit geben, in ei-

Forderung 3: Konfliktmanagement und Coaching

nem offenen Gespräch darüber zu reden. Im Falle der meisten hier geschilderten Tötungsserien war das aus verschiedenen Gründen nicht oder nur begrenzt möglich: Bei Martina R. und Rainer L. erschwerte deren besondere Nähe zu ihren Vorgesetzten zunächst eine ehrliche Auseinandersetzung und dann ein späteres Aufdecken der Taten durch die Kollegen.

Wenn Kollegen auffällige Beobachtungen mitteilen, sollten Vorgesetzte handeln und signalisieren: Ernsthaften Hinweisen auf grenzverletzendes oder gar schädigendes Verhalten gegenüber Patienten gehen wir nach und wir ziehen die notwendigen Konsequenzen daraus. Damit signalisieren wir gleichzeitig, dass wir fürsorglich mit unseren Kollegen und Mitarbeitern umgehen, gewissenhaft und transparent abwägen, ohne vorschnellen Anschuldigungen unnötiges Gewicht zu verleihen – aber auch, ohne entscheidende Frühwarnzeichen zu übersehen oder zu verschweigen.

An fast allen Tatorten wurden auffällige Teamprozesse und Regelverstöße ignoriert: von der Verschlechterung der Arbeitsatmosphäre über die Marginalisierung eines Mitarbeiters, die zunehmende sprachliche Verrohung, Gewalttätigkeiten und verbale Entgleisungen gegenüber Patienten bis dahin, dass Vorgesetzte kritische Rückmeldungen nicht ernst nahmen oder aktiv zurückwiesen. Ein Mitarbeiter, der eine Meldung macht und sich anschließend Vorhaltungen anhören muss oder dem man durch die Blume mitteilt, als Nestbeschmutzer könne man seinen Job verlieren, wird sich in Zukunft zweimal überlegen, einen suspekten Vorfall zu melden.

Wenn aber offensichtliche Missstände nicht offen angesprochen und anschließend abgestellt werden können, halten Frust, Resignation und Gleichgültigkeit Einzug. Das eigene Engagement, die eigene Aufmerksamkeit erlahmt. Die hier geschilderten Fälle belegen auch, dass in unserem System Verantwortung gerne nach oben delegiert wird. Erfolgt danach aber keine Veränderung, werden auch größere Regelverstöße toleriert, bagatellisiert oder verschwiegen, ist das für den Täter ein fatales Signal: Passiert nichts, egal, wie auffällig ich mich verhalte, dann muss ich das wohl als verdeckte Zustimmung deuten.

Um derartigen Entwicklungen vorzubeugen, müssen Achtsamkeit und Handlungsfähigkeit vorgelebt werden. Dafür müssen Raum und Zeit vorhanden sein. Kollegiale Fürsorge und die Unterstützung durch Vorgesetzte sind notwendig, aber auch ganz praktische Maßnahmen können hier helfen: durch entsprechende Dienstplangestaltung, Auszeiten, Urlaube oder professionelle Beratung. Externes Coaching ist – in unterschiedlicher Ausgestaltung und Intensität – eigentlich in jeder Einrichtung im Pflegebereich unverzichtbar.

Forderung 4: Neue Fehlerkultur

Eine gute Gesprächskultur und ein gutes Konfliktmanagement zeichnen sich immer auch dadurch aus, wie gut ein Team mit Fehlern und Schwächen umgehen kann. Für Stephan Judick, den bereits mehrfach erwähnten Geschäftsführer eines großen Krankenhausverbundes in Celle, gibt es gerade hier reichlich Verbesserungsbedarf. Er sagt, dass gerade Ärzte Fehler nur ungern zugäben, »weil das fatale Folgen haben könnte«. Judick weiß um die besondere Verantwortung von Führungskräften im Klinikbetrieb. Wer Entscheidungen

Forderung 4: Neue Fehlerkultur

treffe, mache auch Fehler, das sei ganz natürlich. Wichtig sei in diesem Zusammenhang aber, offen damit umzugehen. Wenn Führungskräfte dies vorleben würden, wäre das ein wichtiges Signal für die Mitarbeiter: »Man muss eine Fehlerkultur vorleben!«, das ist Judicks Credo.

»Fehlerkultur« ist ein Begriff, der in Krankenhäusern zwar oft verwendet, aber nur selten mit Leben gefüllt wird. Immer wieder hört man von Problemen, von Vorgesetzten, die nicht wissen, wie sie mit ihren Mitarbeitern reden sollen, von Mitarbeitern, die sich als Person angegriffen fühlen, wo es doch »nur« um einen fachlichen Fehler gegangen ist. Die bereits angesprochene Einhaltung des Dienstwegs Arzt – Pflegedienstleitung – Mitarbeiter und umgekehrt trägt ebenfalls nicht zu einer offenen und direkten Kommunikation bei. Klar ist auch: Der größte Feind für Gespräche und damit der größte Risikofaktor ist Stress. Und Stresssituationen haben praktisch alle. Die Frage ist daher, wo die Ressourcen herkommen sollen, um eine konsequente Gesprächs- und Fehlerkultur zu betreiben.

Die Grenze muss da verlaufen, wo Patienten Schaden nehmen, da sind sich alle einig. Was den Rest angeht, ist dagegen wenig klar. Eine Möglichkeit wären beispielsweise sogenannte Balint-Gruppen, in denen unter Führung eines Psychologen über »Problempatienten« gesprochen werden kann. Das Ziel solcher Gruppen ist ein besseres Verständnis für die Bedürfnisse und damit auch die bessere Behandlung des Patienten. Manche Mediziner plädieren dafür, die im angelsächsischen Raum gängigen »M & M-Konferenzen« in Deutschland verpflichtend einzuführen. Bei diesen Morbiditäts- und Mortalitätskonferenzen wird interdisziplinär über Todesfälle, aber auch über Zwischenfälle und Komplikationen gesprochen. Die Geschichte dieser Konferenzen reicht zurück bis zum Anfang des vergangenen Jahrhunderts. Die Initiatoren wurden damals als »Nestbeschmutzer« verunglimpft und verloren teils ihre Approbation. Inzwischen sind sie zwar anerkannt als wichtiges Instrument der Qualitätssicherung, werden in Deutschland aber eher zögerlich eingesetzt. Zu groß ist offenbar die Sorge, sein Gesicht zu verlieren oder mit unliebsamen Konsequenzen rechnen zu müssen.

Generelle Voraussetzung für solche Runden ist es, dass niemand Angst haben muss, ein Fehler könnte ihm zum Verhängnis werden. Es muss offen darüber gesprochen werden, wie ein Patient behandelt, wie eine Therapie optimiert werden kann. Und genauso offen muss thematisiert werden, wenn es Behandlungs- oder Pflegefehler gegeben hat, die schlimmstenfalls einen tödlichen Ausgang genommen haben.

Viele Fehler in Kliniken und Heimen resultieren aus fehlendem interdisziplinärem Organisations- und Kommunikationsverhalten. Im Abschlussbericht des niedersächsischen Sonderausschusses, der anlässlich der Tötungsserie des Niels H. eingesetzt wurde, heißt es dazu: »Eine beachtliche Zahl von Behandlungsfehlern (i.w.S.) im Krankenhaus resultiert nicht etwa aus einem individuellen Versagen, sondern aus Defiziten der Organisationsstrukturen, insbesondere dem Fehlen aufeinander abgestimmter, intelligenter Prozessabläufe.« Die Arbeitszeiten der verschiedenen Berufsgruppen seien nicht aufeinander abgestimmt, was die Übergaben beim Schichtwechsel erschwere. »M & M-Konferenzen« könnten diesen Mangel zumindest teilweise ausgleichen und die Kommunikation unter den verschiedenen Mitarbeitern eines Klinikums oder Heims wieder in Gang bringen.

Externe Supervision, also eine neutrale Stimme von außen, kann ebenfalls den Blick auf sich selbst und die Situa-

Forderung 4: Neue Fehlerkultur

tion auf Station schärfen. In Supervisionsrunden werden die Beziehungen der einzelnen Mitarbeiter zu Patienten oder Bewohnern – aber auch untereinander – thematisiert. Ziel ist es, die eigenen Gefühle und Befindlichkeiten unter Einbeziehung der Eindrücke und Wahrnehmungen der Kollegen bewusst zu reflektieren und zu klären. Dadurch gelingt es, die eigene Belastung besser wahrzunehmen und im Idealfall aktiv gegenzusteuern. Soziale und kommunikative Kompetenzen der einzelnen Teammitglieder werden gestärkt, Konflikte am Arbeitsplatz können früher erkannt und besser behoben werden.

Dringend notwendig ist es in diesem Zusammenhang, ein Fehlermeldesystem zu installieren, das es jedem Mitarbeiter ermöglicht, »freiwillig, anonym und sanktionsfrei« alle Auffälligkeiten zu melden, gewissermaßen ein »Whistleblowing«-System für Krankenhäuser. Bisher äußern sich Klinikmitarbeiter, egal welcher Berufsgruppe, zum bestehenden System CIRS eher kritisch. In den meisten Krankenhäusern ist es zwar installiert, es gibt allerdings kein transparentes und bindendes Verfahren, wie mit den eingehenden Meldungen umzugehen sei. Das führt in letzter Konsequenz dazu, dass bereits nach kurzer Zeit niemand mehr etwas meldet, weil ohnehin nichts daraus folgt. Es reicht also nicht, die Software zu installieren, es müssen auch verpflichtende Handlungsoptionen installiert werden.

Hinzu kommt: CIRS funktioniert nicht vollkommen anonym. Jeder, der auf diesem Wege etwas meldet, kann in der Klinik zurückverfolgt werden, was vermutlich einige davon abhält, ihre Beobachtungen dort zu veröffentlichen. »Die Möglichkeit einer anonymen Meldung, die nicht zugleich als unkollegiales ›Denunzieren‹ empfunden wird, hätte im vorliegenden Fall [des Todespflegers Niels H., Anm. der

Autoren] mutmaßlich viele Leben gerettet«, heißt es im Abschlussbericht des niedersächsischen Sonderausschusses. Im Grunde genommen könnten wohl sogar Briefkästen aufgehängt werden, in die Mitarbeiter einen Zettel werfen können. Wichtig wäre nur, dass die Zettel von verantwortlicher Stelle gelesen und aus den Informationen auch Konsequenzen gezogen werden.

Eine Fehlerkultur, wie wir sie uns vorstellen, hat nichts mit »Überwachungsstaat« zu tun. Weder übertriebenes Misstrauen noch naive Arglosigkeit sind angebracht. Es geht weder um eine kleinliche Fehlersuche noch um das Bagatellisieren gravierender Regelverstöße, sondern darum, einen fachlich und sozial kompetenten Umgang miteinander zu finden. Und dazu gehört nun einmal auch die Fähigkeit, vorhandene Konflikte verantwortlich anzugehen und Missstände zu beheben.

Als die vorläufig letzten Ermittlungen im Fall Niels H. im Juni 2016 öffentlich wurden, warnte Bundesgesundheitsminister Hermann Gröhe (CDU) im Berliner *Tagesspiegel* vor einem »Kontrollwahn in den Krankenhäusern«; es dürften nicht alle Pflegekräfte unter Generalverdacht gestellt werden. Er warnte außerdem davor, die Taten auf mangelnde Kontrolle infolge von Arbeitsdruck und schlechter Personalausstattung zurückzuführen. Keine noch so gute Personaldecke werde einen Mörder daran hindern, »einen unbeaufsichtigten Moment für sich zu nutzen.«[11] Verständlich, dass dem Gesundheitsminister nicht wohl ist bei der Vorstellung, es könnte sich hierbei um ein strukturelles Problem handeln. Oder mehr noch: Um ein strukturelles Problem, das auf die alleinige Konzentration auf die Wirtschaftlichkeit, Ökonomisierung und Effizienz im Klinik- und Heimbetrieb zurückzuführen ist. Aber wir können der Politik diese unbequeme Wahrheit nicht ersparen: In unseren Krankenhäusern geht es längst nicht mehr in erster Linie darum, die Medizin in den Dienst des Menschen zu stellen, sondern darum, Geld zu verdienen. Und das möglichst effizient. Zu dieser Art von Effizienz gehört es nun einmal nicht, halbstündige Gespräche mit Mitarbeitern zu führen, die sich vielleicht gerade in einer Lebenskrise befinden. Zu dieser Art von Effizienz passt auch nicht, Mitarbeiter anzuhalten, achtsam zu sein (wir reden hier nicht von Kontrollwahn!). Das kostet natürlich Zeit, Zeit ist Geld und … Sie wissen, wie dieser Satz weitergeht.

Niemand will einen ganzen Berufsstand unter Generalverdacht stellen. Niemand will und wird verkennen, dass fast jeder, der in diesem Bereich arbeitet, seinen Beruf nicht primär deshalb ergriffen hat, weil er damit viel Geld verdienen kann. Sondern, weil er helfen und zur Gesundung und zum Wohlergehen anderer Menschen beitragen möchte. Aber die Häufigkeit und die Intensität von Gewaltvorkommnissen in therapeutisch-pflegerischen Einrichtungen weisen nun einmal auf ein strukturelles Problem hin.

Exkurs: Transparenz, Kontrollmechanismen und Sektionen

Ein gutes Fehlermanagement setzt immer voraus, dass offen über Auffälligkeiten gesprochen werden kann und dass Konsequenzen daraus gezogen werden. Bei den hier geschilderten Serientötungen ist genau das nicht geschehen. Und noch etwas Entscheidendes hat gefehlt: Transparenz. Im Umgang miteinander, mit Fehlermeldungen und mit Regeln. In einigen Fällen hat es Letztere gar nicht gegeben, in anderen wurden sie schlicht übertreten. Ein Bereich, in dem das gravierende Folgen haben kann, ist der des Medikamentenmissbrauchs.

Im Nachhinein stellte sich heraus, dass in den allermeisten Kliniken, die später zum Schauplatz von Tötungsserien wurden, verdächtige Anstiege beim Medikamentenverbrauch entweder ignoriert oder schlicht übersehen worden waren. Richard B. hatte neunzig Ampullen herzstärkender Medikamente bestellt und diese innerhalb weniger Tage verbraucht, obwohl niemandem auf der Intensivstation des Klinikums Rheinfelden eines dieser Medikamente verordnet worden war. In Wien war über Jahre auf einer Station ein Vielfaches der Menge eines Beruhigungsmittels verbraucht worden, als auf vergleichbaren Stationen. In Sonthofen war nicht aufgefallen, dass Narkosemittel verbraucht und mehrfach nachbestellt worden waren, obwohl auf der Station gar keine Narkosen durchgeführt wurden und niemand solche Medikamente bekommen sollte. Und im Fall von Niels H. waren von Dezember 2002 bis Juli 2005 auf der Delmenhorster Intensivstation die Gilurytmal®-Bestellungen von fünfzig Ampullen im Jahr 2002 auf 225 im Jahr 2003 und auf 380 Ampullen im Jahr 2004 angestiegen. Niemandem waren diese hohen Bestellmengen aufgefallen, und das, obwohl das Mittel nur in wenigen Einzelfällen ärztlich verordnet worden war.

Vielleicht wäre es anders gewesen, wenn die Täter sehr teure Medikamente als Tötungsmittel eingesetzt hätten. Es ist eine Selbstverständlichkeit, dass der Arzneimittelverbrauch in den Kliniken überwacht wird, allerdings betrifft das nur diejenigen Präparate, die kostenträchtig sind: zum Beispiel onkologische Medikamente oder teure Antibiotika. Tatsächlich bestimmen die Diskussionen über gestiegene

Kosten bei der Verordnung von bestimmten Arzneimitteln ganze Sitzungen der Arzneimittelkommissionen in Krankenhäusern. Da ist sie wieder, die wettbewerbsgetriebene Ausrichtung im Gesundheitswesen. Nicht auf medizinisch auffällige und verdächtige Unregelmäßigkeiten sind die Kontrollmechanismen fokussiert, sondern auf die Früherkennung von Kostensteigerungen. Eine in jeder Hinsicht gefährliche Entwicklung.

Der Fokus bei Kontrollen darf nicht nur auf kostenintensiven Medikamenten liegen. Die Bestellung, Lagerung und Ausgabe von Tabletten und Ampullen muss so organisiert sein, dass Unregelmäßigkeiten sofort auffallen und entsprechend untersucht werden. Stationsapotheker in Krankenhäusern ohne eigene Klinikapotheke könnten hier für Unterstützung und Transparenz sorgen. Der Sonderausschuss in Niedersachsen empfiehlt den Einsatz solcher Stationsapotheker explizit zur besseren Kontrolle. Sie sollen vor allem dort arbeiten, wo Krankenhäuser ihre Medikamente von externen Apotheken beziehen. Ein Stationsapotheker könnte direkt vor Ort auch als Ansprechpartner für Ärzte und Pflegekräfte bei allen Fragen rund um den Medikamentenverbrauch und die Arzneimittelanamnese zur Verfügung stehen. Sicher ein Kostenfaktor, aber sicher eine lohnende Investition – wenn denn Patientensicherheit erreicht werden soll.

Was das angeht, wäre eine weitere Maßnahme auch die, dass immer nur eine verantwortliche Pflegekraft Zugang zu den Medikamenten hat. Und zwar zu allen, nicht nur zu denen im »Giftschrank«. Jeder, der etwas braucht, muss sich an diese Kollegin oder diesen Kollegen wenden, der die entsprechenden Präparate anschließend holt und aushändigt. Klingt kompliziert, wird aber in vielen Ländern so praktiziert. Der Vorteil liegt auf der Hand: Der Weg, den Medikamente genommen haben, lässt sich so sehr genau nachzeichnen. Interessant ist an dieser Stelle ein Blick nach Schweden: Dort darf immer nur die Pflegedienstleitung in den Medikamentenraum. Sie kontrolliert die Bestände, bestellt zur Neige gehenden Präparate nach und verteilt die bestellten Medikamente gemäß ärztlicher Anordnung an das Pflegepersonal. Auch bei diesem Modell lässt sich der Weg von Ampullen und Tabletten exakt nachverfolgen.

Im Fall des »Todespflegers« Niels H. hat ein Oberarzt angeblich sein Passwort für die Medikamentenbestellung bekannt gemacht. Damit konnte jeder über das elektronische Bestellsystem Medikamente ordern, ohne die »lästige« Autorisierung durch den Oberarzt. Was allerdings noch nicht erklärt, warum dem zuständigen Krankenhausapotheker nicht aufgefallen ist, dass das Herzmedikament Gilurytmal® in rauen Mengen bestellt und offenbar verbraucht worden ist. Als er im Februar 2015 vor dem Landgericht in Oldenburg als Zeuge vernommen wurde, berichtete er ausführlich und anschaulich über den Sinn und Zweck von Arzneimittelkommissionen. Und davon, dass der hohe Antibiotikaverbrauch ständiges Thema in den Sitzungen der Kommission gewesen sei. Aber der hohe Gilurytmal®-Verbrauch, nein, der sei ihm nicht aufgefallen.

Der Fall Delmenhorst belegt, dass der Einsatz eines Apothekers nicht immer jedem Problem vorbeugt. Dennoch ist es ein wichtiger Schritt, zumal, wenn Medikamente von extern geliefert werden.

In der Umgebung des Täters kann es natürlich auch andere Frühwarnzeichen geben, die aber erkannt werden müssen. Teambesprechungen sind wichtig, um gewisse Risikokonstellationen wahrnehmen zu können. Verbindungen müssen hergestellt werden zwischen einzelnen Beobachtungen und Vorkommnissen, bei denen vordergründig kein Zusammenhang besteht. Das kann nur im direkten Gespräch, im persönlichen Austausch passieren.

Wenn ein Verdacht nicht nur offen ausgesprochen ist, sondern sich auch erhärten lässt – etwa durch weitere suspekte Vorkommnisse oder Fehlbestände bei Medikamenten –, müssen Gegenmaßnahmen eingeleitet werden. Ein Eingreifen muss mit großer Umsicht erfolgen, aber es muss erfolgen, denn sonst kann es weitere Opfer geben.

Dort, wo Tötungsserien in Einrichtungen des Gesundheitswesens geschahen, hatte sich über längere Zeit hinweg eine gefährliche Gleichgültigkeit gegenüber zunächst kleineren, im Laufe der Zeit größeren Regelverstößen entwickelt. Beginnend mit gebliebenen Nachlässigkeiten bei der Aufgabenerledigung, über eigenmächtig verabreichte Medikamente bis hin zu tolerierten Gewalttätigkeiten oder Beschimpfungen von Patienten. Die Reaktionen von Vorgesetzten blieben aus oder waren im Ergebnis unzureichend. Einzelne Kollegen, die sich an Vorgesetzte wandten, wurden abgewiesen. Damit setzte man hilflose Patienten einem schweren Risiko aus.

Um dem vorzubeugen, sollte in allen Kliniken und Heimen dem kontinuierlichen Monitoring von Todesfällen und der Analyse der Todesumstände erhöhte Aufmerksamkeit geschenkt werden. Wenn parallel dazu auch die Anwesenheitszeiten von Mitarbeitern berücksichtig werden, können eventuell bestehende Zusammenhänge leichter erkannt werden.

Um Folgetaten zu verhindern, ist es zudem wichtig, die Praxis der »Leichenschau« zu intensivieren, um bei einem aufkeimenden Verdacht gezielt nach Hinweisen im Rahmen der pathologischen Untersuchung zu suchen. Im Zweifel sollten Ärzte darauf verzichten, vorschnell eine natürliche Todesursache zu bescheinigen, und stattdessen eine toxikologische Überprüfung abwarten.

Eine »Professionalisierung der Leichenschau« fordert auch der niedersächsische Sonderausschuss als Konsequenz aus den jüngsten Tötungsserien. Tatsächlich ist die Zahl der Obduktionen seit Jahren rückläufig – wohl nicht zuletzt aus Kostengründen. Außerdem muss es einen berechtigten Verdacht geben, damit eine Sektion, so der Fachbegriff, angeordnet wird. Hinter vorgehaltener Hand sagen Klinikleitungen, es gebe leider viel zu wenige gute Pathologen. Stephan Judick erklärt, dass im AKH Celle, einer Klinik mit 32 000 Patienten, pro Jahr gerade einmal zehn Obduktionen stattfinden. Und das auch nur auf den konkreten Verdacht hin, dass etwas nicht stimmen könnte.

Um das zu ändern, sieht der Sonderausschuss zwei Möglichkeiten: »Entweder gelingt es, für sämtliche Ärztinnen und Ärzte eine spezifische Fortbildungspflicht zu etablieren, damit die äußere Leichenschau auch weiterhin als allgemeine ärztliche Aufgabe betrachtet werden kann. Oder aber es bedürfte der Einrichtung speziell qualifizierter Leichenschauärzte, was dann zu einer Entlastung aller anderen, lediglich auf die Todesfeststellung beschränkten Ärzte führen würde.« Die zweite Lösung hätte den Vorteil, dass unabhängige Ärzte von außen hinzugezogen würden, da Klinikärzte befangen sein könnten. Bisher allerdings braucht es die Zustimmung der Angehörigen. Auch das sollte gesetzlich eingeschränkt werden, fordert der niedersächsische Sonderausschuss. Und er geht sogar noch weiter in seinen Forderungen: Die Ärzte, welche die Leichenschau vornehmen, sollen standardisiert in festgelegten Fällen die Polizei und die Staatsanwaltschaft benachrichtigen können, ohne immer im Einzelfall darüber entscheiden zu müssen, ob es sich um einen natürlichen Tod handelt oder nicht. Wenn beispielsweise ein Todesfall vorliegt, bei dem der »begründete Vorwurf einer Fehlbehandlung erhoben wird«, dann soll es möglich sein, umgehend die Polizei zu informieren. Ein »begründeter Vorwurf« könnte bereits vorliegen, wenn sich bei einer medizinischen Behandlung eine schwere Komplikation mit Todesfolgen ereignet hat.

Alles in allem würde es einen großen logistischen und finanziellen Kraftakt fordern, die Leichenschau zu verbessern und die Zahl der Sektionen zu erhöhen. Ein Nebeneffekt dieser Maßnahmen, der diesen Mehraufwand rechtfertigen würde, wäre der Fakt, dass Täter wie Niels H. schneller überführt werden könnten. In den Jahren 2003 und 2004 hatte sich die Zahl der Todesfälle auf der Intensivstation mehr als verdoppelt. Während es im Jahr 2002 noch etwa 80 verstorbene Patienten waren, überlebten im Jahr darauf über 180 Patienten den Aufenthalt in dem Krankenhaus nicht. Das ist übrigens genau der Zeitraum, in dem sich der Verbrauch des Herzmedikaments Gilurytmal® versiebenfachte – ohne dass diese Tatsache aufgefallen wäre. Der niedersächsische Sonderausschuss verweist darauf, dass Mortalitätsstatistiken (durch oben genanntes Monitoring) wichtige Anhaltspunkte für ungewöhnliche Vorgänge liefern könnten. Die Zahlen müssten dann allerdings regelmäßig geprüft und mit denen anderer Abteilungen oder Krankenhäuser abgeglichen werden. »Immerhin ist es aber ein zusätzliches Instrument, um zumindest unspezifische hausinterne Auffälligkeiten mittelfristig erkennen zu können.«[12] Man muss es also »nur« noch anwenden – und die entsprechenden Mittel bereitstellen.

Forderung 5: Schluss mit »Mengenausweitung« und »Arbeitsverdichtung«

Es mag ja sein, dass es unter den mehr als 600 000 Pflegemitarbeitern, die in deutschen Krankenhäusern und Heimen arbeiten, unter den 330 000 Altenpflegern und den mehr als 170 000 deutschen Krankenhausärzten »schwarze Schafe« gibt – wie in jedem anderen Berufsbereich auch. Aber wenn Mitarbeiterinnen und Mitarbeitern wegen der berühmt-berüchtigten »Arbeitsverdichtung« die Achtsamkeit abtrainiert wird, weil »vergütete Leistungen« erbracht werden müssen, dann liegt ein Systemfehler vor, den die Politik zu verantworten hat.

Fakt ist: In deutschen Krankenhäusern herrscht jetzt schon ein eklatanter Personalmangel. Fakt ist: Er wird sich in Zukunft noch verschärfen. Fakt ist auch: Es herrscht ganz offensichtlich kein gutes Klima zwischen Geschäftsführung, Ärzten und Pflegepersonal. Alle sind gefangen im wirtschaftlichen Ringen mit dem Nachbarkrankenhaus oder der nächstgelegenen Spezialklinik. »Wir müssen uns dem Konkurrenzkampf mit dem Mitbewerber stellen, um die Patienten werben« – so heißt das in der Sprache des Marktes. Die Mitarbeiter werden auf mehr oder minder subtile Weise gezwungen, Diagnostik, Therapie und Pflege so zu gestalten, dass am Jahresende die Rendite möglichst groß ist oder dass zumindest schwarze Zahlen geschrieben werden. Da kann es dann schon einmal passieren, dass Patienten vorzeitig entlassen werden müssen, weil die Höchstverweildauer überschritten wurde, oder dass »teure« Patienten »leider« abgelehnt werden müssen.

Aber vor allem tun die Kliniken eins im Wettbewerb: Sie erhöhen die Zahl gut vergüteter Eingriffe mit fraglicher medizinischer Indikation und nennen das »erlösrelevante Mengenausweitung« oder »erlösrelevante Leistungssteigerung«. So hat sich zum Beispiel die Zahl der Wirbelsäulenoperationen zwischen 2005 und 2010 mehr als verdoppelt. Auch Herzschrittmacher wurden zwischen 2008 und 2010 um 25 Prozent häufiger implantiert oder ausgewechselt.[13]

Ein Beispiel aus dem Alltag: In einem Krankenhaus werden Kniegelenks-Arthroskopien wie am Fließband durchgeführt. Am Tag des Eingriffs warten die vorgesehenen Patienten mit ihrer Dokumentationsmappe auf speziellen Stühlen, das zu athroskopierende Knie ist markiert und mit einem Schlitztuch so weit abgedeckt, dass die Schnitte gesetzt und die Instrumente eingeführt werden können. Der durchführende Arzt hat bis auf ein flüchtiges »Guten Morgen« keinen Kontakt zu den Patienten, er führt auch nur diese einzelne Maßnahme durch, entnimmt eventuell noch eine Gewebeprobe und geht zum nächsten Patienten weiter. So kann man viele Arthroskopien schaffen.

Wenn Krankenhäuser – politisch gewollt – geführt werden sollen wie Wirtschaftsbetriebe, dann muss man sich nicht wundern, wenn sie sich auch so verhalten. Das Schlimme daran ist, dass Ärzte und Pfleger im Laufe der Jahre die Ideologie des Marktes verinnerlichen. Was bleibt ihnen auch sonst übrig? Nach der Verinnerlichung erfolgt der nächste Schritt, die Anwendung der Organisationsprinzipien des Marktes.

Wie so oft fängt es mit Worten an: Längst hat die Sprache des Marktes Einzug in Medizin und Pflege gehalten. »Holding Areas« ist so ein Begriff, den man lange nur im Zusammenhang mit Flughäfen kannte. Neuerdings gibt es sie auch in Krankenhäusern. Um die Operationssäle in großen Kliniken möglichst lückenlos auszulasten – der »Workflow« muss optimiert werden –, werden die Patienten vor dem Eingriff in »Holding Areas« in der Nähe des OP gebracht. Dort werden sie entsprechend vorbehandelt mit Beruhigungs- und Narkosemitteln, und anschließend erfolgt ein schneller Wechsel: Patient A kommt in den OP, Patient B aus seinem Zimmer in die »Holding Area«. Dauert eine Operation länger als geplant, dann muss eben gewartet werden – und die Beruhigungs- und Narkosemittel müssen entsprechend länger gegeben werden. Nicht gut für Patienten, aber gut für die Klinik, für den Erlös und damit für die Stellung im Wettbewerb mit der Konkurrenz. Denn so kann man mit weniger Personal operieren, in jeder Hinsicht.

All das mag effizient sein – dem Patientenwohl dient es nicht. Sein Wohl geht verloren in diesem strukturell vorgegebenen Fließbandsystem. Dem sind alle Kliniken des Landes unterworfen, vor allem aber diejenigen mit einem privaten Träger. Und das sind inzwischen etwa 35 Prozent.[14] Der Hebel, um ein »Unternehmen« kurzfristig auf Kurs zu bringen, ist nach wie vor der, beim Personal anzusetzen. Die Atmosphäre und die Mitarbeiterzufriedenheit in einem Krankenhaus sind aber wichtige Genesungsfaktoren für Patienten. Ohne menschliche Zuwendung, ohne persönliche Betreuung und ohne ein primäres Interesse am Menschen – und nicht an DRGs oder Gebührenziffern – ist ein gutes Krankenhaus oder ein gutes Heim eigentlich nicht denkbar. Diese menschliche Zuwendung bleibt jedoch als Erstes aus, wenn alle Beteiligten an der Belastungsgrenze arbeiten. Für Patienten und Mitarbeiter kann das fatale Folgen haben. Wenn keine Zeit mehr bleibt für eine sorgfältige Beobachtung der Kranken, wird vielleicht nicht die optimale Therapie angewandt; und wenn keine Zeit mehr bleibt für den Austausch untereinander oder die sorgfältige Einarbeitung von Berufsanfängern, hat das in einem ersten Schritt Auswirkungen auf die Mitarbeiter und in einem zweiten Schritt abermals auf den Patienten.

Diese fundamentalen Wirkfaktoren, die Tatsache, dass der Umgang mit einem Kranken auch Auswirkungen auf den Genesungsprozess hat, ist in keinem Vergütungskatalog abgebildet. Dennoch spürt jeder, der eine Klinik oder ein Heim betritt, sofort, welche Atmosphäre, welcher »Geist« in diesem Haus herrscht. Der Geist eines Hauses wird maßgeblich durch die dort arbeitenden Menschen bestimmt. Und durch die Art, wie sie mit jenen umgehen, die sich in ihre Hände begeben.

Heute werden, wie bereits erwähnt, in den rund 1950 deutschen Krankenhäusern etwa 19 Millionen »Fälle« behandelt. In den Statistiken ist tatsächlich von »Fällen« die Rede, nicht von Patienten oder pflegebedürftigen Menschen. Obwohl die Zahl der »Fälle« deutlich gestiegen ist, hat das für die Berufsgruppen unterschiedliche Konsequenzen gehabt: Die Zahl der Vollstellen bei den Ärzten stieg von 110 152 im Jahr 2001 auf 150 757 im Jahr 2014, die Vollstellen für die Pflege sanken im gleichen Zeitraum von 331 472 auf 318 749.[15]

Da kann es nicht erstaunen, wenn diese Ungleichheit zu heftigen berufspolitischen Auseinandersetzung führt und im Alltag zu mancherlei Spannungen. Von Pflegekräften hört man häufig den Satz: »Ich bin ja nur die Pflegerin, mich nimmt sowieso keiner ernst!«

Hier wird ein ganzer Berufsstand nicht ernst genommen und zu wenig wertgeschätzt. Das sieht man an der Bezahlung wie auch an der Tatsache, dass immer weniger Pfleger immer mehr Arbeit schultern müssen. Und wenn das so vermeintlich einfach geht, kann die eigene Tätigkeit ja nicht so wichtig sein. Für die Motivation und die körperliche und geistige Gesundheit der Mitarbeiter kein guter Zustand.

Was die Zahlendreher in der Klinikverwaltung gerne vergessen, wenn sie den Rotstift beim Pflegepersonal ansetzen, ist Folgendes: Nahezu ein Viertel der Gesamtkosten im Krankenhausbereich muss für die Verwaltung aufgewendet werden. Der bürokratische Wahnsinn führt dazu, dass Krankenhausärzte 37 Prozent ihrer Arbeitszeit mit »Papierkram« zubringen.[16] Eine häufig zu hörende Klage lautet, sie seien gezwungen, »DRG-Medizin« zu betreiben. »Bei Entscheidungen am Patienten läuft der DRG-Katalog im Hinterkopf immer mit«, so ein Chefarzt. Wenn mit Diagnostik und Therapie nicht das erwartete Geld eingespielt wird, unterstellt man den Ärzten schon mal Leistungsverweigerung. Dann wird mit Stellenkürzungen in der Abteilung gedroht und langfristig mit Schließung, wenn aus den roten keine schwarzen Zahlen werden. Der Teufelskreis, fortan eher auf lukrative Zusatzuntersuchungen und Eingriffe zu setzen, kommt in Gang. Und er wird sich so lange weiterdrehen, bis sich der Erfolg eines Krankenhauses nicht länger primär am wirtschaftlichen Erfolg, sondern an der Qualität der Medizin und Pflege orientiert.

Forderung 6: Klasse statt Masse

Die Konsequenzen, die gezogen werden müssen, um unser kaputtes System zu reparieren, lassen sich schlussendlich so zusammenfassen: Wir brauchen eine intelligentere Steuerung, die das Interesse des Patienten bzw. des Bewohners in Einklang bringt mit dem Interesse des Krankenhauses oder

Forderung 6: Klasse statt Masse

des Heims. In den vergangenen zwanzig Jahren wurden die Weichen allerdings so gestellt, dass die einzelnen Einrichtungen in eine »Erlöskonkurrenz« untereinander gezwungen wurden. Krankenhäuser und Heime stehen mittlerweile umso besser da, je mehr Gewinn sie erwirtschaften. Das Geld wird in die Kassen gespült durch »Mengenausweitungen«, also die Tatsache, dass diagnostische, therapeutische und pflegerische Maßnahmen nicht zentriert sind auf das Patienten- oder Bewohnerwohl. Strukturentscheidungen werden in den Einrichtungen getroffen, um Erlöse zu steigern. Und Erlöse im Krankenhaus – das haben wir mehrfach erwähnt – lassen sich derzeit nun einmal am besten dadurch steigern, dass vermehrt gut vergütete Behandlungen durchgeführt werden, am besten mit weniger Personal. Solche Mengenausweitungen lassen sich aber eigentlich nur bewerkstelligen mit zusätzlichen Ärzten und Pflegern. Genau daran hapert es allerdings.

Dringend notwendig wäre, dass die »Erlöskonkurrenz« ersetzt wird durch eine »Qualitätskonkurrenz«. Diese ließe sich zum Beispiel festmachen an der Qualität und Quantität der Personalausstattung: sprich an einem ausgewogenen Verhältnis jener Berufsgruppen, die unmittelbar im Kontakt mit Patienten oder Bewohnern stehen. Qualität ließe sich auch festmachen an einem nachhaltigen Erfolg der Eingriffe und Therapien. Und sie ließe sich nicht zuletzt daran festmachen, wie Patienten, Bewohner und ihre Angehörigen den Behandlungserfolg beurteilen.

Unter dem Diktat der wettbewerbsbasierten Konkurrenz fehlt gegenwärtig bei den pflegerischen Leistungen der finanzielle Anreiz zur Stellenbesetzung. Das hat zur Konsequenz, dass weniger Gesundheits- und Krankenpfleger heute sehr viel mehr Patienten versorgen und sehr viel mehr Bewohner betreuen müssen als vor anderthalb Jahrzehnten. Und »pflegeleichter« sind Patienten und Bewohner in dieser Zeit sicher auch nicht geworden.

Unter dem Druck der sogenannten Leistungsverdichtung und der gefährlichen Rede von der »Prozessoptimierung« kann sich jeder Mitarbeiter nur noch auf die ihm zugewiesenen wichtigsten Kernaufgaben konzentrieren, manchmal gelingt nicht einmal das. Pflegerische und ärztliche Zuwendung, kollegialer Austausch und eine generelle Achtsamkeit leiden darunter massiv. Das sind in helfenden Berufen aber Elemente, die sich zwar der bezifferbaren Vergütung entziehen, die aber gleichzeitig fundamental sind für die Qualität von Hilfe.

Das ist es aber, was Gesundheitsminister Hermann Gröhe gerade nicht möchte: eine Systemdiskussion, verbunden mit der Forderung nach qualitätsbasierten finanziellen Anreizen für einzelne Einrichtungen und Berufsgruppen. Verbunden mit mittel- und langfristigen Erfolgsprüfungen und insgesamt mehr Ressourcen für die unmittelbar am Patienten bzw. am Bewohner tätigen Berufsgruppen. Weil es mehr Geld im System vermutlich nicht geben wird, sollten wir schleunigst über eine Umverteilung der vorhandenen Ressourcen sprechen. Ohne die Schließung von Krankenhäusern wird das nicht gehen. In Europa liegt Deutschland mit acht Krankenhausbetten pro 1000 Einwohner an der Spitze. Das sind dreimal so viel Betten wie in Schweden. Und eineinhalbmal so viele Betten wie im europäischen Durchschnitt. Deutschland verfügt ebenfalls über viele qualifizierte Mitarbeiter aus den Gesundheitsberufen: 3,8 Ärzte und 11,4 Pflegekräfte pro 1000 Einwohner.[17] Insgesamt wird die Qualität der Gesundheitsversorgung in Deutschland aber eher im mittleren bis unteren Bereich angesehen.[18] Länder

Forderung 6: Klasse statt Masse

wie die Niederlande oder Schweden erbringen mit deutlich weniger Krankenhausbetten bessere Gesundheitsleistungen. Da drängt sich der Schluss auf, dass sich zu viele Krankenhausbetten in zu vielen Krankenhäusern negativ auswirken. Negativ auf die Qualität der Versorgung, negativ auf die Personalausstattung und nicht zuletzt negativ auf das Patientenwohl. Der Personalmangel in den Krankenhäusern und Heimen wird auch durch die vorhandenen Überkapazitäten im Krankenhausbereich verursacht: Personal ist eigentlich ausreichend vorhanden – nur muss es auf zu viele Einrichtungen verteilt werden. Eine deutlich geringere Anzahl von Krankenhäusern, zumal in den Ballungszentren, und eine entsprechende Umverteilung der vorhandenen personellen und anderen Ressourcen auf diese reduzierte Zahl an Standorten – schon das würde zu einer erheblichen Verbesserung der Versorgungsqualität führen und die Personalknappheit beheben.

Unangenehme Themen für »die Politik« auch für den Bundesgesundheitsminister. So verwundert es auch nicht, dass Herr Gröhe einer Einladung in den Sonderausschuss des niedersächsischen Landtages für den 15. April 2015 nicht gefolgt ist. In einem Schreiben seines Staatssekretärs Lutz Stroppe, das am 7. April 2015 im niedersächsischen Landtag einging, steht: »Ich bitte um Verständnis, dass eine Teilnahme des BMG [Bundesministers für Gesundheit] an diesem Termin nicht möglich sein wird, und füge anliegend die erbetene Stellungnahme bei.«

In der angefügten und mit vier Seiten eher dünnen Stellungnahme wird bekräftigt, dass für die Bundesregierung »eine hohe Qualität und Sicherheit im Gesundheitswesen ein zentrales Anliegen« sei. Man beruft sich auf die gesetzlich verpflichtende Einführung eines Qualitätsmanagements und verspricht, Risikomanagement und die Installation von Fehlermeldesystemen in Kliniken festzulegen. Ferner heißt es noch: »Qualität wird als weiteres Kriterium bei der Krankenhausplanung der Länder gesetzlich eingeführt.«

Die Frage, die sich beim Lesen dieses Satzes unweigerlich stellt, lautet: Warum war Qualität eigentlich bisher noch kein Kriterium?

Am Ende der Stellungnahme verweist der Minister darauf, dass auf Grundlage dieser Eckpunkte gerade ein Referentenentwurf ausgearbeitet werde. Eine Arbeit, die sich der Referent eigentlich sparen könnte, werde er die Ergebnisse des Hannoveraner Sonderausschusses zur Grundlage nehmen.

Unter dem Strich bleibt ein merkwürdiger Beigeschmack. Als Chef des gesamten Systems hätte Bundesgesundheitsminister Gröhe durchaus eine Verpflichtung darin erkennen können, die Einladung des Sonderausschusses anzunehmen. Wenn sich schon der oberste Gesundheitshüter des Landes diesem Gremium verweigert, ist das eindeutig ein falsches Signal. Doch es scheint, als wolle man sich der Wahrheit nicht mit letzter Konsequenz stellen.

Exkurs: Demenzpatienten

Zu dieser Wahrheit gehört auch, dass sich die grundsätzliche Situation im Pflegebereich in den nächsten Jahrzehnten nicht entspannen wird – allein schon aufgrund der demografischen Entwicklung. Die Menschen werden immer älter und damit auch kränker, wenn sie in ein Krankenhaus oder Pflegeheim kommen. Kenner der Szene befürchten, dass allein diese Tatsache die Pflegekräfte noch mehr als bisher an den Rand der Belastbarkeit bringen wird. Und dass damit auch das Problem von Misshandlungen größer werden wird. Aktuell kommen immer mehr Demenzpatienten in Kliniken. Die wenigsten Stationen sind darauf eingerichtet und schlicht mit der Betreuung dieser Patienten überfordert. »Gerade diese teils multimorbiden Patienten brauchen eine sehr intensive Betreuung«, erklärt Krankenhausvorstand Stephan Judick. »Sie sind orientierungslos, verwirrt, verlaufen sich in einer großen Klinik. Sie klingeln nachts das Personal unzählige Male raus, weil sie schon wieder vergessen haben, dass sie bereits von einer halben Stunde geläutet haben.«

Eine aktuelle Studie der Hochschule Mannheim und der TU München hat gezeigt, dass beinah jeder fünfte Patient eines allgemeinen Krankenhauses inzwischen Demenz hat. 40 Prozent der Patienten haben kognitive Störungen. Untersucht wurden für die Studie 1500 Patienten an 300 deutschen Kliniken.[19] Das Ergebnis erstaunt nicht: Demenzpatienten sind aktuell und noch viel stärker in Zukunft eine große Herausforderung für Pflege und Medizin. Und nicht nur das: Stephan Judick ist sich sicher, dass die zunehmende Zahl von Demenzpatienten die Gesellschaft insgesamt vor gewaltige Probleme stellen wird. Es sei also höchste Zeit, etwas zu tun!

Für Demenzpatienten, darauf weisen Geriatrie-Experten seit Langem hin, sind Krankenhäuser schlechte Orte. Enge Zeitpläne, Hektik und Untersuchungen, die nicht erklärt werden, all das verwirrt und verängstigt Menschen mit Demenz – und das wiederum stresst die betreuenden Ärzte und Pflegekräfte, die ohnehin immer unter Zeitdruck arbeiten. Ganz abgesehen davon, dass Krankenhäuser und Heime auch architektonisch und baulich auf diese neuen Gegebenheiten reagieren müssten, was noch viel zu selten geschieht. Wozu das in letzter Konsequenz führen kann, haben wir bereits geschildert: Am Beispiel jener alten und verwirrten Dame, die das Krankenhaus unbemerkt verlassen hatte und wenige Tage später tot aus einem Fluss geborgen worden war.

Judick ist überzeugt, dass Misshandlungen allein deswegen zunehmen werden, weil Pflegekräfte im normalen Alltag nicht auch noch die Folgen einer Demenzerkrankung auffangen können. In Kliniken erst recht nicht, aber auch nicht in Heimen.

Drastische Beispiele gibt es schon heute: Die beiden Söhne können es kaum glauben, was ihnen ihre demente Mutter erzählt. »Die haut mich immer so, auch gegen den Kopf.« »Die«, das sei die Schwester Janina. Zur Rede gestellt, streitet die Pflegerin alles ab. Zu diesem Zeitpunkt wusste in jenem Bremer Heim angeblich niemand, dass Janina R. bereits zuvor an mehreren Arbeitsstellen abgemahnt und sogar vorzeitig entlassen worden war. Heimintern bekannt – und unter den Teppich gekehrt worden – war allerdings, dass es Beschwerden von anderen Bewohnern gab. Die Tochter einer alten Dame hatte sogar Strafanzeige gegen Janina R. gestellt, weil sie überzeugt war, dass diese ihre Mutter misshandelt hatte. Das Verfahren wurde eingestellt, und die Heimleitung sorgte dafür, dass nichts nach draußen drang. Man war froh, überhaupt eine qualifizierte Altenpflegerin gefunden zu haben.

Als ihre Mutter nicht aufhören mag, von Prügeln zu berichten, und ihre Söhne um Hilfe anfleht, entschließen sich die beiden, eine versteckte Kamera zu installieren. Und die hält ein unerträgliches Geschehen fest: Die Altenpflegerin zieht der Bewohnerin mit groben Bewegungen den Pullover über den Kopf, streift ihr ebenso grob das Nachthemd über und zieht sie schließlich an der Unterhose unsanft über das Bett. Dabei kommt ihr die alte Dame mit den Händen in die Quere. Janina R. herrscht sie an: »Nimm doch mal die Flossen weg!« Die gebrechliche Frau, um Gleichgewicht bemüht, kippt hilflos nach hinten. Daraufhin packt die Pflegerin sie an den Haaren und reißt sie mit einem heftigen Ruck nach vorn. »Ich habe Ihnen doch gar nichts getan …« Die Antwort: »Du sollst mal die Klappe halten. Ist ja ganz schlimm heute.«[20] Die Kinder der alten Dame verklagten die Pflegerin, allerdings mit enttäuschendem Ausgang. Es wurde lediglich Anklage wegen leichter Körperverletzung erhoben. Obwohl das Video im Prozess als Beweismittel zugelassen worden war, reichte es am Ende nicht einmal für ein Berufsverbot. Lediglich eine Geldstrafe von 2080 Euro bekam Janina R.

In einem Düsseldorfer Altenheim drückt ein Pfleger einer krebskranken Frau absichtlich den Finger in eine frische Operationswunde. Ein Bewohner, der sich eingekotet hat, wird trotz seiner Schreie eiskalt abgeduscht. Bekannt werden die Quälereien, weil eine Kollegin die Taten gefilmt hat.[21] Eine Pflegerin in einem Oldenburger Altenheim soll versucht haben, eine 91-Jährige zu ersticken. Eine Kollegin kann Schlimmeres verhindern, braucht allerdings vier Tage Zeit, um die Heimleitung zu informieren. Zwei weitere Tage gehen ins Land, bevor die Polizei eingeschaltet wird.[22] Und der 86-jährige Bewohner des Wuppertaler Altenheims, in dem Rolf Z. Angst und Schrecken verbreitete, sagte zu seinem Neffen über den Pfleger, der später wegen Mordes verurteilt wurde: »Du glaubst gar nicht, was der alles mit mir macht. Das ist ein Schwein, eine Bestie. Ich brauche jetzt Hilfe, du darfst mich nicht allein lassen.«[23]

Zugegeben, das sind krasse Beispiele. Aber wir reden auch über krasse Verhältnisse. Nach der bereits mehrfach erwähnten Studie der Universität Witten-Herdecke hatten immerhin 48,6 Prozent der Befragten verbale und 25,8 Prozent körperliche Übergriffe innerhalb der letzten zwölf Monate an ihrem Arbeitsplatz beobachtet. Die Zahlen legen nahe, dass die Dunkelziffer hoch ist. Über die tatsächlichen Vorkommnisse und das tatsächliche Ausmaß wissen wir viel zu wenig. Häufig werden die Klagen von Patienten und Heimbewohnern ihrem Krankheitsbild zugerechnet und als »unbegründet« abgetan. Andererseits entspricht nicht jede vorgetragene Klage von Krankenhauspatienten oder Heimbewohnern der Wahrheit. Aber eines wissen wir bereits jetzt sicher: Gewaltvorkommnisse in Kliniken und Heimen sind keine Einzelfälle. Sie bedürfen unserer besonderen Aufmerksamkeit.

Forderung 7: Wehrt euch!

Angehörige müssen sich bemerkbar machen, wenn sie den Eindruck haben, dass mit der Betreuung ihrer Nächsten in einer Klinik oder einem Heim etwas nicht stimmt. Sie sollten sich direkt an die betreuenden Pflegekräfte, die Ärzte oder die Stationsleitungen wenden. Und zwar nicht erst hinterher, wenn es per Fragebogen um die Bewertung des Aufenthalts geht. Nein, Angehörige sollten gleich reagieren, wenn der Kranke oder Pflegebedürftige sagt, er sei grob oder unhöflich behandelt worden. Wichtig ist, dass Angehörige und Vertrauenspersonen den Mitarbeitern einer Klinik oder eines Heims gegenüber deutlich machen, dass sie einen kritischen Blick auf den Umgang mit ihren Lieben haben. Bei einem begründeten Verdacht auf gravierende Vorkommnisse darf man auch nicht vor einer Strafanzeige zurückschrecken. Hilfreich ist, sich in solchen Fällen auch an die nächstgelegene Beratungsstelle »Pflege in Not«[24] zu wenden.

Da die Erfahrung jedoch gezeigt hat, dass dies nicht immer zum gewünschten Erfolg führt, oder manche Angehörige diesen Schritt gar nicht erst wagen, werden in Kliniken zunehmend sogenannte Patientenfürsprecher eingesetzt, denen man sein Anliegen vortragen kann. Solche Patientenfürsprecher sollten unabhängige und nicht von der Einrichtung finanzierte Personen sein. Der niedersächsische Sonderausschuss fordert sogar den Einsatz von Patientenfürsprechern in jeder Klinik. »Sie sollen dazu beitragen, die Sensibilität aller am Behandlungsgeschehen Beteiligten für kritische Behandlungsfälle zu wecken bzw. zu erhöhen«, heißt es im Abschlussbericht. Doch damit nicht genug. Es soll, so sehen es die niedersächsischen Gesundheitspolitiker vor, auch einen Landesbeauftragten für den Patientenschutz geben. Der könne »einrichtungsübergreifende, systematische Defizite in Bezug auf Patientensicherheit aufdecken und hierzu Lösungsansätze entwickeln«. Außerdem soll dieser Patientenschutz-Beauftragte Anlaufstelle für alle Patientenfürsprecher in den Kliniken werden. Die Idee ist, ein ganzes Netz an Patientenfürsprechern aufzubauen, damit Lücken im Pflege- und Behandlungssystem früher erkannt werden können. Im Juli 2016 hat Niedersachsens erster Landespatientenschutzbeauftragter, Dr. Peter Wüst, seine Arbeit aufgenommen.

Ein respektvoller und wertschätzender Umgang mit Klinikpatienten und Heimbewohnern hängt auch davon ab, welches Bild die Öffentlichkeit von alten und kranken

Menschen hat. Dieses Bild schlägt sich wie immer in der Sprache nieder. Es ist oft von »Überalterung« oder gar vom »Altenberg« die Rede, von der »Kostenexplosion im Gesundheitswesen« und von den »Soziallasten«. Diese Ausdrucksweise trägt zur Entwertung von alten und kranken Menschen, aber auch von Mitarbeitern in Kliniken und Heimen bei.

Dabei darf eigentlich kein Zweifel daran bestehen, dass menschliches Leben uneingeschränkt schützenswert ist, selbst wenn ein Mensch krank ist und sein Leben voraussichtlich nicht mehr lange dauern wird. Dieser Grundsatz muss für alle gelten. Besonders für die Mitarbeiter in Kliniken und Heimen, deren Kernaufgabe dieser Lebensschutz ist, aber auch für alle anderen: Den Wert eines Lebens kann niemand von außen beurteilen, es gibt kein Maß, keine Kriterien. Schwer kranke und sterbende Menschen bewerten die Qualität ihres Lebens etwa so, wie gesunde Menschen die Qualität ihres Lebens beurteilen. Diese Erfahrung ist vielfach wissenschaftlich bestätigt worden. Es sind die Gesunden, die kranken oder sterbenden Menschen den Wert absprechen.

Form und Inhalt der öffentlichen Diskussion werden die Entscheidungen über die Bereitstellung von personellen und materiellen Ressourcen im Gesundheits- und Sozialbereich mit beeinflussen. Die Menschenwürde ist gefährdet, wenn die Lebensbedingungen kranker und sterbender Menschen geprägt sind durch fehlendes oder unqualifiziertes Personal, durch unzureichende Behandlung, durch Ausgrenzung und Entwertung und nicht zuletzt durch fehlende Zuwendung. Gleichermaßen gilt: Die Wertschätzung derer, die im Pflege- und Gesundheitsbereich arbeiten, leidet massiv, wenn die personelle und finanzielle Ausstattung von

Forderung 7: Wehrt euch!

Kliniken und Heimen nicht Schritt hält – nicht gegenwärtig und schon gar nicht, was die Zukunft angeht.

Wenn wir humane Verhältnisse in Kliniken und Heimen fordern, müssen wir gleichzeitig humane Arbeitsbedingungen für die Mitarbeiter fordern. Als Patienten und Angehörige können wir ihnen immerhin unsere moralische Unterstützung anbieten, ihnen versichern, wie sehr wir ihre Arbeit und ihren Einsatz schätzen. Wir können uns solidarisch zeigen, wenn sie gegen Personalabbau demonstrieren, und wir haben im Grunde auch die Macht, Druck auf Kliniken auszuüben. Denn man darf eines nicht vergessen: Auch wenn es sich nicht so anfühlt, sind Kliniken Dienstleister. Sie bieten einen Dienst an, den wir als Patienten benötigen. Bleiben die Patienten aus, weil sie sich für ein anderes, in ihren Augen besseres Klinikum entscheiden, kann das Krankenhaus auf lange Sicht zumachen.

Wir sollten uns also wehren, laut werden und uns Gehör verschaffen.

6
Plädoyer für eine andere Medizin

Wir brauchen mehr Pflegekräfte mit offenen Augen und Ohren und nicht mit gehetztem Blick auf die Uhr. Wir brauchen eine bessere Ausstattung in Kliniken und Heimen, die den Bedürfnissen von Patienten und Bewohnern stärker entgegenkommt. Und wir brauchen eine Medizin, die sich wieder nach dem Menschen richtet (Patienten wie Mitarbeitern) und nicht nach dem Gewinn des Unternehmens Heim oder Krankenhaus.

Längst sind unsere Krankenhäuser und Heime keine Orte mehr, an denen danach entschieden wird, was dem Menschen guttut. Nein, mittlerweile hat Priorität, dass der Haushalt ausgeglichen sein muss. Die Ökonomen haben das Sagen, jede pflegerische und jede medizinische Maßnahme wird – im Namen der Transparenz – in einen Katalog von standardisierten Prozeduren und Pauschalen gepresst, und dann wird gemacht, was Geld bringt. So wurden aus Krankenhäusern und Heimen systematisch unmoralische Rechenmaschinen. Beispiele dafür, was diese Entwicklung im Alltag bedeutet, haben wir zahlreich aufgeführt: Es wird länger beatmet, mehr operiert und mehr Babys werden per Kaiserschnitt auf die Welt geholt, als es sinnvoll und medizinisch notwendig ist; Füße werden schneller amputiert, weil die Pauschale für eine Amputation höher und die mehrwöchige Pflege eines Diabetesfußes zu teuer ist.

6 Plädoyer für eine andere Medizin

Die Reform der Krankenhausfinanzierung über Fallpauschalen hat dazu geführt, dass falsche Anreize gesetzt werden und gleichzeitig der Bereich Pflege chronisch unterfinanziert ist. Ganz einfach, weil sich diese Tätigkeiten, die so unendlich wichtig sind, nicht in starren Prozeduren und Pauschalen darstellen lassen. Pflege ist immer individuell und abhängig vom jeweiligen Patienten oder Bewohner. Die standardisierten und messbaren Eingriffe wie Operationen lassen sich dagegen messen und pauschalieren. Sie werden recht gut bezahlt – nicht so Zuwendung und Zeit.

Die Folgen waren und sind in den letzten Jahren und Jahrzehnten deutlich spürbar: In den meisten Krankenhäusern ist mehr als eine Basispflege nicht mehr drin. Berichte von verbitterten Patienten und Angehörigen häufen sich. Kliniken bieten inzwischen sogar Kurse für pflegende Angehörige von Patienten an, weil das eine Arbeitsentlastung bringt. Für die Patienten kann das von Vorteil sein: Der Kranke bleibt nicht mehr hilflos vor dem vollen Teller mit Mittagessen sitzen oder bekommt gar vorschnell eine Sonde gelegt, wenn ein Angehöriger ihn beim Essen unterstützt. Eine Lösung ist das allerdings nicht, es ist lediglich ein Delegieren des Problems.

Für viele Mitarbeiter ist das auch ein unhaltbarer Zustand. Die allermeisten haben den Anspruch, sich Patienten und Bewohnern wirklich zuwenden zu können. Wenn eine Pflegekraft für zwanzig oder mehr Patienten zuständig ist, von Nachtdiensten ganz zu schweigen, dann kann aber nur noch gemacht werden, was unbedingt nötig ist – und das im Schnellverfahren. Bei vielen bleibt ein unbefriedigendes Gefühl. Hinzu kommt, dass viele Pflegekräfte durch den Stress und die hohe Arbeitsbelastung krank werden, in kaum einem Berufszweig ist der Krankenstand höher. Meist fehlt es an Personal, um kranke Mitarbeiter zu ersetzen. Das bedeutet: die Kollegen arbeiten doppelt so viel, der Frust und die Belastung steigen weiter.

Wer heute von seinem Beruf als Pflegekraft berichtet, zeichnet meist ein erschreckendes Bild. Überlastung, mäßige Bezahlung und keine wirkliche Anerkennung. Eine Krankenschwester bringt es auf den Punkt: »Wer den Job macht, der muss schon einen an der Klatsche haben!«

Die chronische Arbeitsüberlastung in der Pflege führt auf lange Sicht dazu, dass die Mitarbeiter sich mit ihrer Arbeit, ihrem Arbeitgeber und ihrem Umfeld immer weniger identifizieren. Wer dann noch vom Controller zu hören bekommt, der Bereich Pflege verschlinge zu viel Geld, hier müsse gespart werden, kann eigentlich nur in hysterisches Gelächter ausbrechen. Die Helfer werden gezwungen, in einer Art und Weise zu arbeiten, die sie fachlich und ethisch nicht für richtig halten. Sie fühlen sich illoyal gegenüber den ihnen anvertrauten Menschen, sie sind nicht länger für deren Wohl zuständig, sondern für das Erreichen der ökonomischen Betriebsziele. Kritik an diesem System können die Betriebswirte mit einem einzigen Satz kontern: »Sie wissen doch, dass von einem guten Abschneiden der Klinik auch Ihr Arbeitsplatz abhängt.«

Dieser strukturell vorgegebene Antagonismus, diese Unvereinbarkeit von medizinischen und eigenwirtschaftlichen Notwendigkeiten wird von vielen Mitarbeitern im Pflegebereich und von Ärzten zunehmend als persönliches Versagen empfunden. Der einzelne Mitarbeiter kann nicht eigenwirtschaftlich sinnvoll und medizinisch-pflegerisch angemessen zugleich arbeiten. Senkt der Mitarbeiter den Standard ab, empfindet er Schuldgefühle gegenüber dem Patienten. Versucht er dem eigenwirtschaftlichen Prinzip zu genügen

6 Plädoyer für eine andere Medizin

(möglichst viele Patienten in möglichst kurzer Zeit mit möglichst wenig Aufwand durchschleusen), dann verstößt er damit gegen seine eigenen fachlichen und ethischen Prinzipien. Verfährt er wiederum gemäß seinen eigenen fachlichen und ethischen Prinzipien, dann gefährdet er das wirtschaftliche Betriebsergebnis der Einrichtung – und damit letztlich den eigenen Arbeitsplatz. Ein Teufelskreis.

Das Fatale ist: Der Anteil der Personalkosten in Krankenhäusern und Heimen ist zweifelsohne hoch – und trotzdem bei Weitem zu niedrig. Und er wird die Bilanz einer Klinik oder eines Heims in Zukunft noch stärker belasten. Mit den bisherigen Pflegeressourcen werden wir das Problem, das wegen des demografischen Wandels auf die Gesellschaft zukommt, nicht lösen. Wenn wir eine solidarische Gesellschaft sein wollen, müssen wir uns also fragen, welche Medizin und welche Pflege wollen wir? Soll es weiterhin eine sein, in der eigenwirtschaftliche Erwägungen Priorität haben? Oder müssen wir uns eingestehen: Die »Vermarktung« des Gesundheitssystems war ein Fehler! Sie hätte so nie passieren dürfen! Wer die Gesundheit und die Fürsorge »dem Markt« überlässt, der riskiert, dass der humane Aspekt verloren geht.

Die Antwort sollte uns allen eigentlich klar sein: Kompetente, fürsorgliche Medizin und gute Pflege lassen sich nicht primär in standardisierten Prozeduren und Fallpauschalen abbilden, die dann in Euro und Cent vergütet werden. Medizin und Pflege müssen wieder individualisiert werden.

Eine kleine Vision kann an dieser Stelle ein Blick nach Schweden liefern: Dort kommen auf eine Pflegekraft fünf Patienten. Eine deutsche Krankenschwester, die vor Jahrzehnten nach Schweden auswanderte, fand das nur am Anfang wenig. Irgendwann hatte sie sich daran gewöhnt, dass es dazugehört, mit Patienten zu reden – und nicht nur schnell einen Verband zu wechseln. Dass es dazugehört, ausführlich im Team miteinander zu sprechen, sich darüber auszutauschen, was die Kollegen bewegt. Dass es dazugehört, sich regelmäßig mit dem Chef zusammenzusetzen, weil es wichtig ist, dass er oder sie darüber informiert ist, wie es auf Station läuft.

Die Krankenschwester machte in Schweden Karriere. Zunächst wurde sie Stationsleitung, später Pflegedienstleitung. Vor jedem nächsten Karriereschritt waren Gespräche und sogenannte psychometrische Tests zu absolvieren. Dabei sind fachliche Fragen zu beantworten, aber auch solche, die Auskunft über Belastbarkeit und Persönlichkeit geben. Wer sich einem solchen Test verweigert, der wird in Schweden auch nicht befördert, so einfach ist das. Unnötig zu erwähnen, dass es in Schweden längst Standard ist, vor der Ausbildung zur Krankenpflegekraft ebenfalls Eignungsgespräche und einen psychologischen Test zu durchlaufen.

Der vielleicht interessanteste Unterschied zu Deutschland ist allerdings: In Schweden muss sich eine Pflegekraft immer wieder neu qualifizieren. Was die deutsche Schwester dort lernte, waren aber keine Grundsätze in Krankenhausökonomie. Was sie lernte, das war Gesprächsführung, Konfliktmanagement, Mitarbeiterführung, Gewaltprävention. »Teambildung, das ist in Schweden ein Muss!«, erzählt sie. Einmal im Monat setzt sie sich mit all ihren Stationsleitungen zusammen, um sich über die Mitarbeiter zu unterhalten. Wie ist die Stimmung auf der Station, wie läuft es im Team, gibt es jemanden, der Probleme hat oder Probleme macht? Begünstigt werden solche Runden sicherlich dadurch, dass in Schweden die Hierarchien allgemein flacher sind: »Man begegnet sich auf Augenhöhe, in vielerlei Hinsicht.« Tat-

6 Plädoyer für eine andere Medizin

sächlich ist auch bei der Bezahlung der Unterschied zwischen Ärzten und Pflegekräften nicht so groß wie in Deutschland.

Als sie nach mehreren Jahrzehnten nach Deutschland zurückkehrte, um hier in einer großen Klinik als Pflegedirektorin anzuheuern, sei das ein regelrechter Kulturschock gewesen. Sie sagt: »Eigentlich war ich für diese Arbeit nicht ausgebildet, denn von Finanzen verstehe ich nichts!« Und eigentlich will sie davon auch gar nicht so viel verstehen. »Der Mensch muss an erster Stelle stehen, erst danach sollten die Zahlen kommen.«

Bei uns ist es leider genau andersherum. Unser Gesundheitssystem ist fast unbemerkt zur Gesundheits- und Sozialwirtschaft geworden. Gesundheit ist teuer, deswegen sollen der Wettbewerb und die Konkurrenz der einzelnen Einrichtungen untereinander gefördert werden. Kliniken und die Heime haben den Auftrag verstanden: Niemals wurden so viele »Fälle« in deutschen Krankenhäusern »versorgt« und niemals zuvor waren so viele »Bewohner« in deutschen Altenpflegeheimen untergebracht.

Die Gesetze des Marktes besagen, dass derjenige gut ist, der sich entweder mit möglichst wenig Kostenaufwand für seine Dienstleistung »am Markt« positioniert oder möglichst viel Gewinn einfährt. Dieser Mechanismus geht zulasten der Qualität und zulasten von uns allen. Denn früher oder später ist jeder von uns auf Hilfe angewiesen. Hinzu kommt, dass der Markt auch gnadenlos denjenigen hinwegfegt, der sich seinen Gesetzen nicht unterwirft. Selbst in großen Städten mussten Kliniken schließen, es kommt zu einer Konzentration auf wenige »marktbeherrschende« Häuser. Als »Kunde« kann da von freier Entscheidung nicht mehr die Rede sein. Ohnehin können Patienten, die ins Krankenhaus müssen, oder alte und pflegebedürftige Menschen, für die eine Heimunterbringung unausweichlich wird, kaum aufgeklärte und freie Entscheidungen treffen. Man legt auch kein kritisches »Kundenverhalten« an den Tag, wenn es nur ein einziges Heim, eine einzige Klinik gibt. Man muss dahin, mit allen Konsequenzen.

Obwohl also eine tragende Säule eines funktionierenden Marktes fehlt – nämlich der aufgeklärte und in seiner Entscheidung freie Kunde –, soll es der Markt richten. Er soll es richten, obwohl noch eine weitere Säule fehlt: Die »Leistungserbringer« in der »Gesundheitswirtschaft« übernehmen nämlich keine Erfolgsgarantie. Mit anderen Worten, eine noch so gute Pflege und eine noch so gute Medizin können den Behandlungserfolg nicht garantieren.

Trotz fehlender Grundvoraussetzungen hat man Krankenhäuser und Heime im wahrsten Sinne des Wortes zu Markte getragen. Man hat sie auf ein Parkett gezwungen, auf das sie nicht gehören. Denn wenn man den Markt lässt, dann werden eben Geschäfte gemacht. Dann weitet der Ökonom eben die Leistungen aus und senkt gleichzeitig die Kosten. Diese Prozessoptimierung ist Alltag in deutschen Krankenhäusern und Heimen: Bei weniger Kosten sollen höhere Erlöse erzielt werden. Das lässt sich aber nur erreichen, indem Personal abgebaut oder schlechter bezahlt wird. Wenn auf diese Weise der größte »Kostenblock« geschrumpft, wenn auf diese Art »Effizienzreserven« ausgeschöpft werden sollen, dann gibt es Opfer. Und diese Opfer sind Patienten, Heimbewohner und ihre Angehörigen, und die Menschen, die in diesen Einrichtungen arbeiten.

Nicht von ungefähr häufen sich die Gruselgeschichten aus deutschen Krankenhäusern und Heimen. Eine Entwicklung, die mehr als Unbehagen und Groll verursacht bei den

Mitarbeitern in patientennahen Berufen, nämlich in der Pflege und im ärztlichen Dienst. Die Gesundheitswirtschaft gestattet keine qualifizierte Versorgung, die den ganzen Menschen in den Blick nimmt, seine körperlichen und seelischen Nöte berücksichtigt. Patienten wie versorgende Helfer spüren das jeden Tag und versuchen dennoch, gute Arbeit zu leisten.

»Wenn wir hier alle rausschmeißen würden, die Fehler machen, dann wäre keiner mehr da!«, sagt eine Intensivpflegerin. Fehler müssen gemacht werden dürfen, auch das gehört zur Fehlervermeidung. Eine Fehlerkultur des Hinschauens ist gefragt – nur dann werden Fehler vermieden und nicht nur vertuscht. Dazu sind Arbeitsbedingungen erforderlich, die Zeit für Beobachtungen, Gespräche, Beziehungspflege und kollegiale Reflexionen vorsehen. Nur wenn wir den Helfern wieder einen ganzheitlichen Blick auf den Menschen ermöglichen, jenseits von Fallpauschalen, Standards und Zielvorgaben, erst dann wird die Versorgung von Menschen wieder diese Bezeichnung verdienen. Erst dann wird sie wieder etwas mit Zuwendung und Pflege zu tun haben und nicht mit der Abwicklung einer Dienstleistung.

Momentan zwingt unser Gesundheitssystem diejenigen, die darin arbeiten, genau das zu tun: abwickeln, dokumentieren, nächster Fall. Sie müssen den Tag überstehen, für ausgefallene Kollegen mitarbeiten, die Fallzahlen steigern und die Patientenakten meist elektronisch und zusätzlich auch noch von Hand ausfüllen. Für einen achtsamen Blick auf sich selbst und in den Kollegenkreis bleibt da schlicht keine Zeit und keine Kraft mehr.

Keine Frage: Gesundheit kostet Geld, sie bringt aber auch Geld. Nur: Wird das Geld im Gesundheitssystem für die richtigen Maßnahmen eingesetzt? Viele Pfleger klagen darüber, dass in ihrer Klinik für technologische Hochleistungsmedizin immer Geld vorhanden sei, bei der Pflege aber konsequent gespart werde. Aus ökonomischer Sicht ist das nachvollziehbar: Komplexe Behandlungen füllen dank der Fallpauschalen die Kasse. Was auch gerne gemacht wird, sind Reihenuntersuchungen. So werden Neugeborene flächendeckend auf Hüftschäden untersucht, und zwar nicht, weil so viel Babys kaputte Hüften haben, sondern weil solche vermeintlichen Vorsorgeuntersuchungen, die in gewissen zeitlichen Abständen wiederholt werden, sich wirtschaftlich lohnen.

Das Gesundheitssystem beutet also nicht nur seine Mitarbeiter aus, es schröpft auch seine Kunden. Und zwar in mehrfacher Hinsicht. Wer teure, aber unnötige Untersuchungen über sich ergehen lassen muss, bezahlt hinterher die Rechnung – über gestiegene Kassenbeiträge, die die Allgemeinheit zu tragen hat.

Die Dominanz des Marktes muss schleunigst gestoppt werden. Sonst wird der geringe Ermessensspielraum, den der einzelne Pfleger, der einzelne Arzt noch hat, immer kleiner werden. Und irgendwann wird dieser Ermessensspielraum ganz weg sein. Dann heißt es nur noch: kostengünstig und gleichzeitig gewinnbringend für meine Abteilung, meine Klinik oder mein Heim.

Ein Umdenken ist dringend erforderlich, sonst werden unsere Krankenhäuser und Pflegeheime in den nächsten Jahren und Jahrzehnten zu Orten des Grauens. Orte, an denen gestorben wird – nicht nur auf natürliche Weise. Orte, an denen Menschen sterben, weil vermeidbare Fehler passieren. Orte, an denen Mitarbeiter in die Knie gehen und krank werden. Orte, an denen Menschen getötet werden. Das können wir nicht wollen.

Kliniken und Heime müssen wieder zu Orten werden, an denen kranken oder pflegebedürftigen Menschen nicht geschadet werden darf. Zu Orten, an denen Helfer wertgeschätzt werden, an denen Qualität und nicht Quantität den Ausschlag gibt. Zu sicheren Orten, an denen wir professionelle Hilfe und menschliche Zuwendung bekommen, wenn wir diese benötigen.

Das kann nur gelingen, wenn medizinische und pflegerische Notwendigkeiten als gleichwertig betrachtet und Mitarbeiterpflege und Patientenschutz gleichermaßen ernst genommen werden.

Krankentötungen werden sich vermutlich nie ganz verhindern lassen. Aber wer die Arbeitsbedingungen in Kliniken und Heimen grundsätzlich ändert und dafür sorgt, dass Mitarbeiterinnen und Mitarbeiter wieder mit offenen Augen durch die Station gehen können, mit Zeit für Patienten und Kollegen, der wird automatisch auch Serientötungen sehr viel unwahrscheinlicher machen. Wer Zeit und Raum schafft für entsprechende Aus- und Weiterbildungen und teamübergreifende Gesprächsrunden, kann verdächtiges Verhalten frühzeitig identifizieren. Mitarbeitern und Vorgesetzten muss klar sein, dass es kaum einen »idealeren Tatort« für kaschierte Tötungen gibt als Krankenhäuser oder Heime. An diesen Orten des gewöhnlichen Sterbens fällt die Aufdeckung vorsätzlicher Tötungen besonders schwer, zumal, wenn sie mit stationsüblichen Mitteln wie Spritzen oder Tabletten begangen werden.

Insgesamt geht es darum, eine Arbeitsatmosphäre zu schaffen und kontinuierlich zu pflegen, in der eigene Belastungen und eigene Grenzen, aber auch die Beobachtungen und Konflikte im Kreis der Kollegen angesprochen werden können. Das gelingt in der Regel nur, wenn Wertschätzung und Respekt vorhanden sind – gegenüber Patienten und Bewohnern, aber auch anderen Mitarbeitern gegenüber. Beginnend bei der Leitung, muss ein wirkliches Interesse vorgelebt werden. Ein Interesse daran, dass die eigene Einrichtung ein Ort ist, an dem es Patienten, Bewohnern oder Mitarbeitern gut geht. Ein Ort, an dem niemand durchs Raster fällt.

Mit anderen Worten: Wir fordern ein Gesundheitssystem, das den Menschen gesund macht und gesund lässt. Nicht mehr und nicht weniger.

Wir fordern mit diesem Buch und der zugrunde liegenden Untersuchung der Universität Witten-Herdecke vor allem die Politik auf, endlich zu handeln. Die hier präsentierten Zahlen sind ein erster Eindruck. Doch wir müssen endlich den gesamten Umfang von Gewalt in Krankenhäusern, Heimen und auch in der häuslichen Pflege erkennen. Das Ausmaß muss benannt und bekämpft werden. Wir brauchen valide Zahlen für ganz Deutschland. Und es muss Konsequenzen geben.

Konsequenzen heißt: Wir dürfen nicht mehr an der falschen Stelle ökonomisch denken. Die Pflege kranker und bedürftiger Menschen muss wieder den Wert bekommen, der ihr zusteht. Wir fordern weniger Hochleistungsmedizin mit enormer Technik und entsprechenden Kosten. Stattdessen muss der Personalaufwand von ärztlicher und pflegerischer Betreuung aufgewertet werden. Er darf nicht mehr als lästiger Kostenfaktor betrachtet werden.

Erst wenn unser Gesundheitssystem wieder ein System wird, in dem der Mensch gesunden kann und nicht krank gemacht wird, erst dann können wir uns wieder wirklich vertrauensvoll in dessen Hände begeben. Die Politik sollte nicht länger wegschauen, sondern anpacken.

Es braucht einen verpflichtenden und vernünftigen Personalschlüssel für Pflegemitarbeiter in Krankenhäusern und Heimen. Es braucht ausreichend Personal, um Urlaubs- und Krankheitsausfälle auszugleichen. Dafür müssen Arbeitsplätze in der Pflege attraktiv gestaltet werden. Genug Zeit für die Arbeit, genug Zeit für Reflexion über das eigene Handeln, genug Zeit für die Kollegen. Die statistischen Angaben der Krankenhäuser zeigen seit Jahren, dass der größte finanzielle Posten in Kliniken und Heimen, etwa zwei Drittel nämlich, Personalkosten sind. Dies sollte niemanden, der im Gesundheitssystem Verantwortung trägt, zu falschen Schlüssen verleiten: Wofür sonst sollte es sich lohnen zu investieren, wenn nicht in Personal und Zeit, um Menschen zu pflegen? Eigentlich sollten drei Viertel der Kosten von Kliniken und Heimen in das Personal fließen – und wenn, was wir sehr wünschen, keine Boni mehr für Ober- und Chefärzte gezahlt werden, dann stünde dieses Geld auch locker zu Verfügung.

Es muss aufhören, dass Krankenhäuser sich in Jahresberichten mit High-End-Computertomografen und hoch modernen Hybrid-OPs brüsten. Stattdessen sollten sie sich mit der Zufriedenheit ihrer Patienten und deren Angehöriger schmücken. Und nicht den immensen Personalaufwand der Unternehmen Heim und Krankenhaus beklagen. Die Gesundheitsversorgung ist öffentlicher Auftrag und Verpflichtung. Und es ist keinem Bürger dieses Landes vermittelbar, dass für vier Millionen Euro ein neues Strahlungszentrum zur Krebstherapie gebaut und eingerichtet wird, während ein paar Kilometer weiter eine Geburtsstation schließen muss. Nichts gegen das Strahlungszentrum, aber es fehlt doch manchmal an Augenmaß, wenn es um »Aufrüstung« geht.

Die Politik muss die Weichen stellen: Kliniken und Heime sind keine Wirtschaftsunternehmen und dürfen auch nicht verpflichtet werden, so zu agieren. Wenn Effizienz gefragt ist, dann müssen die Prioritäten neu diskutiert werden. Muss tatsächlich ein Medikament gezahlt werden, bei dem eine Dosis 100 000 Euro kostet? Oder noch besser: Wieso konnte das Pharmaunternehmen überhaupt diesen Preis durchsetzen? Die Politik ist verpflichtet, Klartext zu reden. Wir werden uns nicht alle Technik und alle Medizin zu jedem Preis für alle leisten können. Deshalb muss nun ein Plan her, in dem die Schwerpunkte neu gesetzt werden. Dafür muss auch über Lebensqualität, Altersgrenzen und Kosten gesprochen werden. Auch wenn das unangenehm ist und sich damit vielleicht keine Wahlen gewinnen lassen. Doch wenn das Gesundheitssystem weiter in die verkehrte Richtung läuft, dann werden immer mehr Menschen in dem System kollabieren: Mitarbeiter und Patienten. Und das kann keiner wollen!

Anhang

Anmerkungen

Einleitung
Über ein gefährlich krankes System

1 Der Einfachheit halber wird in diesem Buch die maskuline Form für alle Geschlechter verwendet.
2 Rückert, Sabine (2002): Tote haben keine Lobby, S. 22
3 Huhn, Siegfried: Gewalt durch Pflegepersonal in Pflegeheimen, S. 37
4 Statistisches Bundesamt (2016): »2015: Mehr Geburten, Sterbefälle und Eheschließungen«, https://www.destatis.de/DE/ZahlenFakten/GesellschaftStaat/Bevoelkerung/Sterbefaelle/Sterbefaelle.html
5 Hanschke, Claudia (2015): »Medizinische Versorgung am Lebensende noch zu häufig im Krankenhaus«, https://www.bertelsmann-stiftung.de/de/themen/aktuelle-meldungen/2015/november/medizinische-versorgung-am-lebensende-noch-zu-haeufig-im-krankenhaus/
6 Statistisches Bundesamt (2014): »Gesundheit Personal«, https://www.destatis.de/DE/Publikationen/Thematisch/Gesundheit/Gesundheitspersonal/PersonalPDF_2120731.pdf?__blob=publicationFile, zuletzt aktualisiert am 27.01.2016
7 Simon, Michael: Personalabbau im Pflegedienst der Krankenhäuser, S. 3
8 Neidhart, Christoph: »Eine andere Welt. In Japan tötet ein Mann 19 Bewohner eines Behindertenheims.« In: *Süddeutsche Zeitung*, 27.07.2016, S. 8
9 Steiche, Norbert: »Aufsichtsbehörden reagieren auf Pflegeskandal in Seniorenresidenz.« In: Bayerischer Rundfunk, 25.11.2016
10 Berndt, Christina: »Vorsicht Klinik.« In: *Süddeutsche Zeitung*, 14.08.2013, S. 3

1
Der Fall Niels H.

1. Krogmann, Karsten; Seng, Marco (2016): »Warum stoppte niemand Niels Högel?« In: *NWZ-Online*, http://live.nwzonline.de/Article/874900-Krankenhaus-Morde-Warum-stoppte-niemand-Niels-H
2. ebenda
3. Ramelsberger, Annette: »Suchen nach dem Kick.« In: *Süddeutsche Zeitung*, 23.06.2016, S. 8
4. Klinikum Oldenburg: »10.000te Herzoperation mit Herz-Lungen-Maschine«, https://www.klinikum-oldenburg.de/de/oeffentlichkeit/presse/pressearchiv/20991231_10_000te_herzoperation_mit_herz_lungen_maschine.html.
5. Müller, Daniel: »Der Berufskiller.« In: *Die Zeit* 70, 19.02.2015 (8), S. 15-17
6. Gude, Hubert (u.a.): »Die Schuld der anderen.« In: *Der Spiegel*, 44/2016, S. 52-55
7. Landgericht Oldenburg, Urteil vom 09.04.2015, Aktenzeichen 5 Ks 1/14, S. 1-45
8. Beine, Karl H.: »Entlastungsmorde.« In: *Deutsches Polizeiblatt* 34/2016 (4), S. 20-23
9. Landgericht Oldenburg, Urteil vom 09.04.2015, Aktenzeichen 5 Ks 1/14, S. 1-45
10. Landgericht Oldenburg, Urteil vom 22.12.2006, Aktenzeichen 5 Ks 7/06, S. 1-34
11. Landgericht Oldenburg, Urteil vom 23.06.2008, Aktenzeichen 4 Ks 1/07, S. 1-29
12. Ramelsberger, Annette: »Organversagen.« In: *Süddeutsche Zeitung*, 14.07.2016, S. 3

2
Vom gemeinnützigen Krankenhaus zum gewinnorientierten Unternehmen

1 OECD, Health at a Glance 2013, http://dx.doi.org/10.1787/health_glance-2013-en
2 Bohsem, Guido: »Schneller Griff zum Skalpell.« In: *Süddeutsche Zeitung*, 24.08.2013, S. 5
3 Biermann, Alexandra; Geissler, Alexander: »Beatmungsfälle und Beatmungsdauer in deutschen Krankenhäusern«, https://www.mig.tu-berlin.de/fileadmin/a38331600/sonstiges/WPS_vol_7_final.pdf
4 Blum, Karl (u.a.): Krankenhausbarometer 2015, http://www.dkgev.de/media/file/22328.2015-12-07_Anlage_Krankenhaus-Barometer.pdf
5 Isfort, Michael (u.a.): Pflege-Thermometer 2009, http://www.dip.de
6 Simon, Michael: Pflegenotstand in deutschen Krankenhäusern, http://f5.hs-hannover.de/fileadmin/media/doc/f5/aktivitaeten/auswaertige_Vortraege/Simon/Simon_-_Vortrag_Stellenabbau_im_Pflegedienst_der_Krankenhaeuser.pdf
7 Simon, Michael: Personalbesetzungsstandards für den Pflegedienst der Krankenhäuser, https://www.google.de/#q=Personalbesetzungsstandards+f%C3%BCr+den+Pflegedienst+der+Krankenh%C3%A4user:+
8 Becker, Kim Björn: »Für die Pflegenden ein täglicher Kraftakt.« In: *Süddeutsche Zeitung*, 13.03.2015, S. 5
9 Knüppel, Johanna: Zahlen – Daten – Fakten »Pflege«, https://www.dbfk.de/media/docs/download/Allgemein/Zahlen-Daten-Fakten-Pflege-2015-03.pdf
10 Bienstein, Christel: »Allein verantwortlich für 52 Bewohner.« In: *Heilberufe* 67 (12), S. 8
11 Aiken, Linda H. et al.: »Nurse staffing and education and hospital mortality in nine European countries.« In: *The Lancet* 383 (9931), S. 1824-1830
12 Blum, Karl (u.a.): Krankenhaus Barometer Umfrage 2015, http://www.dkgev.de/media/file/22328.2015-12-07_Anlage_Krankenhaus-Barometer.pdf

13 Aiken, Linda H. et al.: »Patient safety, satisfaction, and quality of hospital care: cross sectional surveys of nurses and patients in 12 countries in Europe and the United States.« In: *BMJ* (Clinical research ed.) 344, e1717
14 de Ridder, Michael: Welche Medizin wollen wir? S. 11ff.
15 Maio, Giovanni: Macht und Ohnmacht des Wortes, S. 14
16 Bartens, Werner: »Mein Freund, der Röntgenapparat.« In: *Süddeutsche Zeitung*, 06.06.2009, ROM 2
17 Deutsche Diabetes Gesellschaft: »Zu viele Fußamputationen in Deutschland«, http://www.deutsche-diabetes-gesellschaft.de/presse
18 Department of Reproductive Health and Research World Health Organization (2015): WHO Statement on Caesarean Section Rates (144), http://vibwife.com/docs/WHO_RHR_15.02_eng.pdf
19 Wehkamp, Karl-Heinz; Naegler, Heinz (2014): Die Ökonomisierung der Medizin, http://www.socium.uni-bremen.de/uploads/Veranstaltungen/2014/140620_Naegler_Wehkamp_Okonomisierung_der_Medizin.pdf
20 Klauber, Jürgen; Augurzky, Boris (Hg.): Krankenhausreport 2010
21 von Hardenberg, Nina: »Schnitt um Schnitt.« In: *Süddeutsche Zeitung*, 03.04.2013, S. 3.
22 Henke, Rudolf (2016): »Arbeitsreicher Start.« In: *Marburger Bund Zeitung*, 22.1.2016, https://www.marburger-bund.de/mbz/01-2016/kommentar/arbeitsreicher-start
23 Wehkamp, Karl-Heinz; Naegler, Heinz: Die Ökonomisierung der Medizin, http://www.socium.uni-bremen.de/uploads/Veranstaltungen/2014/140620_Naegler_Wehkamp_Okonomisierung_der_Medizin.pdf
24 Statistisches Bundesamt (2014): Gesundheit Personal, https://www.destatis.de/DE/Publikationen/Thematisch/Gesundheit/Gesundheitspersonal/PersonalPDF_2120731.pdf?__blob=publicationFile
25 Maio, Giovanni (Hg.): Macht und Ohnmacht des Wortes, S. 27f.
26 Sänger, Susanne (u.a.): »Manifest für eine menschliche Medizin«, http://www.zeit.de/2012/39/Manifest-fuer-eine-menschliche-Medizin
27 Blum, Karl (u.a.): Krankenhaus Barometer Umfrage 2015, http://www.dkgev.de/media/file/22328.2015-12-07_Anlage_Krankenhaus-Barometer.pdf
28 Roll, Evelyn (2012): »Totgespart.« In: *Süddeutsche Zeitung*, 03.11.2012, S. 3

29 Auer, Katja; Mittler, Dietrich: »Staatsanwalt ermittelt gegen Klinik-Verantwortliche.« In: *Süddeutsche Zeitung*, 06.08.2014, S. 29

30 Krog, Stefan: »Streit um Klinikum-Kurs.« In: *Augsburger Allgemeine*, 10.03.2015, S. 31

31 Brandt, Klaus: »Uniklinik Mannheim: Verschweigen statt aufklären.« In: *ZEIT-ONLINE* (8.3.2015), http://www.zeit.de/wissen/gesundheit/2015-03/uniklinik-mannheim-hygiene-skandal.

32 Brandt, Klaus: »Uniklinik Mannheim: Verdreckte Skalpelle könnten Zehntausende gefährdet haben.« In: *ZEIT-ONLINE* (29.5.2015), http://www.zeit.de/wissen/gesundheit/2015-05/uniklinik-mannheim-hygiene-op-besteck

33 Kirsch-Mayer, Waltraud: »Medizin: Ex-Chef des Klinikums wechselt nach Berlin.« In: *morgenweb* (10.12.2015), https://www.morgenweb.de/mannheim/mannheim-stadt/drk-kliniken-berufen-alfred-danzer-1.2555892

34 Buda, S. (u.a.): Influenza-Wochenbericht, https://influenza.rki.de/Wochenberichte/2014_2015/2015-02.pdf

35 Miller, Marlene R. et.al.: »Medication errors in paediatric care: a systematic review of epidemiology and an evaluation of evidence supporting reduction strategy recommendations.« In: *Quality & safety in health care* 16 (2), S. 116-126; Baker, G. R.: »The Canadian Adverse Events Study. The incidence of adverse events among hospital patients in Canada.« In: *Canadian Medical Association Journal* 170 (11), S. 1678-1686

36 Klauber, J. (u.a.): Krankenhaus-Report 2014, www.krankenhaus-report-online.de

37 ebenda

38 Rögener, Wiebke: »Ärzte beichten zu wenig«, *SZ-online*, www.sueddeutsche.de/leben/mediziner-fehler-aerzte-beichten-zu-wenig-1.922201

39 KH-CIRS-Netz Deutschland (Hg.): Fälle des Monats November 2015, http://www.kh-cirs.de/faelle/november15.html

40 KH-CIRS-Netz Deutschland (Hg.): Fälle des Monats Juni 2013, http://www.kh-cirs.de/faelle/juni13.html

41 KH-CIRS-Netz Deutschland (Hg.): Fälle des Monats September 2015, http://www.kh-cirs.de/faelle/september15.html

42 KH-CIRS-Netz Deutschland (Hg.): Fälle des Monats Januar 2015, http://www.kh-cirs.de/faelle/januar15.html

43 ebenda
44 KH-CIRS-Netz Deutschland (Hg.): Fälle des Monats Juli 2014, http://www.kh-cirs.de/faelle/juli14.html
45 KH-CIRS-Netz Deutschland (Hg.): Fälle des Monats Januar 2014, http://www.kh-cirs.de/faelle/januar14.html
46 Rögener, Wiebke: »Ärzte beichten zu wenig«, SZ-online, www.sueddeutsche.de/leben/mediziner-fehler-aerzte-beichten-zu-wenig-1.922201
47 Bourn, John; Taylor, Karen et al.: A safer place for patients, S. 8f.
48 Blum, Karl (u.a.): Krankenhaus Barometer Umfrage 2015, http://www.dkgev.de/media/file/22328.2015-12-07_Anlage_Krankenhaus-Barometer.pdf

3
Gewalt gegen Schutzbefohlene

1 Görgen, T.: »Gewalt gegen alte Menschen in stationären Pflegeeinrichtungen.« In: Fikentscher, R.; Jakob, W. (Hg.): Korruption, Reziprozität und Recht, S. 157-178
2 Görgen, Thomas; Bauer, Ruben et al. (2009): »Sicherer Hafen oder Gefahrvolle Zone?«, http://www.bmfsfj.de
3 Pillemer, K.; Moore, D. W.: »Abuse of Patients in Nursing Homes.« In: *The Gerontologist* 29 (3), S. 314-320
4 Unter anderem: Simon, Michael (2008): Personalabbau im Pflegedienst der Krankenhäuser. 1. Aufl. Bern: Verlag Hans Huber
5 Dolezalek-Frese, Anuschka et al. (2014): Kompensation von Personalausfällen in der Pflege, https://www.dbfk.de
6 N.N. (2016): Informationsseiten für den öffentlichen Dienst, http://oeffentlicher-dienst.info
7 Beine, Karl H. (2011): Krankentötungen in Kliniken und Heimen, Aufdecken und Verhindern, S. 221
8 N.N.: »Totschläger darf nicht als Krankenpfleger arbeiten.« In: *Neue Westfälische online*, http://www.nw.de/lokal/kreis_guetersloh/guetersloh/guetersloh/20895898_Patienten-getoetet-Verurteilter-darf-nicht-mehr-als-Krankenpfleger-arbeiten.html

Anmerkungen

4
Mord in der Klinik

1. Beine, Karl H. (2011): Krankentötungen in Kliniken und Heimen, Aufdecken und Verhindern, S. 357
2. Beine, Karl H.: »Falsches Mitleid – tödliche Konsequenzen. Wie aus Helfern Täter werden.« In: *Psychiatrische Praxis* 41 (S 1), S. 63-68
3. Gibiec, Christiane (1990): Tatort Krankenhaus, S. 24
4. Landgericht Kempten, Urteil vom 20.11.2006, Aktenzeichen 1 Ks 212 Js 1408/04, S. 1-130
5. Beine, Karl H. (2011): Krankentötungen in Kliniken und Heimen, S. 313
6. »Niels H. – Warum wird ein Krankenpfleger zum Serienmöder?« In: Maischberger. ARD, 13.07.2016
7. Rost, Christian: »Trauma im Kreißsaal.« In: *Süddeutsche Zeitung*, 29.10.2016 (Wolfratshausen), R 3
8. Calderone, Christian (2016): Konsequenzen aus den Krankenhausmorden ziehen – Sonderausschuss zur Stärkung der Patientensicherheit einsetzen. Niedersächsicher Landtag, 17. Wahlperiode, http://www.nilas.niedersachsen.de

5
Plädoyer für eine Systemkorrektur

1. Statistisches Bundesamt (Hg.) (2013): »Krankenhausbetten: Deutschland ist EU-Spitzenreiter«, https://www.destatis.de
2. DocCheck News Redaktion: »Health Consumer Index: Deutschland sitzt nach«, http://news.doccheck.com/de/76349/health-consumer-index-deutschland-sitzt-nach/#
3. Hacker, Jörg (Hg.) (2016): Zum Verhältnis von Medizin und Ökonomie im deutschen Gesundheitssystem, S. 9
4. Bohsem, Guido: »Bettenschlacht.« In: *Süddeutsche Zeitung*, 09.04.2014, S. 17
5. Bohsem, Guido: »Schlechte Diagnose für Kliniken.« In: *Süddeutsche Zeitung*, 19.02.2013, S. 6
6. Heukeroth, Hannah (2016): Gewalt gegen Pflegebedürftige und die

Haltung zur aktiven Sterbehilfe des medizinischen und pflegerischen Personals. Masterarbeit. Universität Witten/Herdecke, Witten

7   Beine, Karl H. (2011): Krankentötungen in Kliniken und Heimen, Aufdecken und Verhindern, S. 166

8   Bundesagentur für Arbeit (Hg.) (2015): Der Arbeitsmarkt in Deutschland – Fachkräfteengpassanalyse, http://statistik.arbeitsagentur.de/Navigation/Statistik/Arbeitsmarktberichte/Fachkraeftebedarf-Stellen/Fachkraeftebedarf-Stellen-Nav.html

9   Arbeitgeberverband Pflege (AGVP) (Hg.) (2016): Die Pflege in Zahlen, http://www.arbeitgeberverband-pflege.de/das-wollen-wir/die-pflege-in-zahlen/

10 Landgericht Berlin, Urteil vom 29.06.2007, Aktenzeichen (522) 1 Kap Js 1904/06 Ks (1/07), S. 1-54

11 Woratschka, Rainer: »Klinikmorde in Delmenhorst.« *Der Tagesspiegel online*, http://www.tagesspiegel.de/politik/klinikmorde-in-delmenhorst-groehe-warnt-vor-kontrollwahn-in-krankenhaeusern/13777160.html

12 Calderone, Christian et al. (2016): Konsequenzen aus den Krankenhausmorden ziehen – Sonderausschuss zur Stärkung der Patientensicherheit einsetzen, http://www.nilas.niedersachsen.de

13 Klauber, Jürgen; Brenner, Gerhard; Augurzky, Boris (Hg.): Krankenhausreport 2013, http://www.socialnet.de/rezensionen/isbn.php?isbn=978-3-7945-2884-4

14 Deutsche Krankenhausgesellschaft (2015): Krankenhausstatistik, http://www.dkgev.de/media/file/22436.Foliensatz_Krankenhausstatistik_Stand_2015-12-14.pdf

15 Deutscher Ethikrat (Hg.) (2016): Patientenwohl als ethischer Maßstab für das Krankenhaus (Stellungnahme), http://www.ethikrat.org/dateien/pdf/stellungnahme-patientenwohl-als-ethischer-massstab-fuer-das-krankenhaus.pdf

16 Nohn, Corinna: »Bürokratie frisst Milliarden.« In: *Süddeutsche Zeitung*, 03.01.2012 (München), S. 6

17 Schönstein, Michael (2013): »OECD Gesundheitsbericht: Hohe Behandlungszahlen und demografischer Wandel stellen deutsches Gesundheitssystem vor Herausforderung«, https://www.oecd.org/germany/Health-at-a-Glance-2013-Press-Release-Germany_in-German.pdf

18 Manouguian, Maral-Sonja (u.a.): Qualität und Effizienz der Gesundheitsversorgung im internationalen Vergleich, https://www.tk.de/centaurus/servlet/contentblob/275932/Datei/1870/Manouguian-Qualit%C3%A4t-und-Effizienz-Gesundheitsversorgung-internationaler-Vergleich-2010.pdf
19 Schäufele, Martina; Bickel, Horst (2016): Zusammenfassung einer repräsentativen Studie zu kognitiven Störungen und Demenz in den Allgemeinkrankenhäusern von Baden-Württemberg und Bayern, http://www.bosch-stiftung.de/content/language1/downloads/Studie_Demenz_im_Akutkrankenhaus.pdf
20 Schrep, Bruno (2013): »Nimm mal die Flossen weg.« In: *Der Spiegel* 47/2013, S. 36-38
21 N.N. (2009): »Heimbewohner misshandelt.« *Kölnische Rundschau online*, http://www.rundschau-online.de/heimbewohner-misshandelt-bewaehrung-fuer-einen-altenpfleger-11536366
22 N.N. (2013): »Pflegerin drückte 91-Jähriger Decke aufs Gesicht.« *SPIEGEL-ONLINE,* http://spiegel.de/panorama/justiz/altenheimpflegerin-drueckte-91-jaehriger-decke-aufs-gesicht-a-883632.html
23 Beine, Karl H. (2011): Krankentötungen in Kliniken und Heimen. Aufdecken und verhindern. 2., überarb. Aufl. Freiburg im Breisgau: Lambertus
24 Tammen-Parr, Gabriele et al.,: Pflege in Not. Beratungstelefon. Beratungs- und Beschwerdestelle bei Konflikt und Gewalt in der Pflege älterer Menschen, http://www.pflege-in-not.de

Literaturverzeichnis

Aiken, Linda H.; Sermeus, Walter; van den Heede, Koen; Sloane, Douglas M.; Busse, Reinhard; McKee, Martin et al. (2012): »Patient safety, satisfaction, and quality of hospital care: cross sectional surveys of nurses and patients in 12 countries in Europe and the United States.« In: BMJ (Clinical research ed.) 344, e1717. DOI: 10.1136/bmj.e1717

Aiken, Linda H.; Sloane, Douglas M.; Bruyneel, Luk; van den Heede, Koen; Griffiths, Peter; Busse, Reinhard et al. (2014): »Nurse staffing and education and hospital mortality in nine European countries. A retrospective observational study.« In: *The Lancet* 383 (9931), S. 1824-1830. DOI: 10.1016/S0140-6736(13)62631-8

Arbeitgeberverband Pflege (AGVP) (Hg.) (2016): Die Pflege in Zahlen, http://www.arbeitgeberverband-pflege.de/das-wollen-wir/die-pflege-in-zahlen/

Auer, Katja; Mittler, Dietrich (2014): »Staatsanwalt ermittelt gegen Klinik-Verantwortliche.« In: *Süddeutsche Zeitung,* 06.08.2014, S. 29

Baker, G. R. (2004): »The Canadian Adverse Events Study. The incidence of adverse events among hospital patients in Canada.« In: *Canadian Medical Association Journal* 170 (11), S. 1678-1686. DOI: 10.1503/cmaj.1040498

Bartens, Werner (2009): »Mein Freund, der Röntgenapparat.« In: *Süddeutsche Zeitung,* 06.06.2009, ROM2

Becker, Kim Björn (2015): »Für die Pflegenden ein täglicher Kraftakt. Fast drei Viertel der Menschen, die ihren Alltag nicht mehr allein bewältigen können, werden zu Hause betreut – meist von Angehörigen. Um den drohenden Notstand von Personal in den Heimen zu bewältigen, fordern Experten eine schnelle Aufwertung des Sozialberufs.« In: *Süddeutsche Zeitung,* 13.03.2015, S. 5

Becker, Kim Björn (2016): »Frustrierte Mediziner. Ein Viertel der Klinikärzte würde ihr Haus keinem Patienten empfehlen.« In: *Süddeutsche Zeitung,* 28.11.2016, S. 5

Behrndt, Christina (2013): »Vorsicht Klinik. In deutschen Krankenhäusern regieren die Controller. Opfer sind Patienten und Angehörige.

Literaturverzeichnis

Die Berichte von traumatischen Erfahrungen häufen sich. Zeit zum Umdenken.« In: *Süddeutsche Zeitung,* 14.08.2013, S. 3

Beine, K. H. (1995): »Ein Fall von Krankentötungen.« In: *Wiener Medizinische Wochenschrift* 145 (6), S. 143-147

Beine, K. H. (1998): Sehen, Hören, Schweigen. Patiententötungen und aktive Sterbehilfe. Freiburg im Breisgau: Lambertus

Beine, K. H. (1999): »Krankentötungen in Kliniken und Heimen.« In: *Fortschritte der Neurologie und Psychiatrie* 67 (11), S. 493-501

Beine, K. H. (2003): »Homicides of patients in hospitals and nursing homes: a comparative analysis of case series.« In: *International Journal of Law and Psychiatry* 26 (4), S. 373-386

Beine, K. H. (2007): »Morden gegen das Leiden.« In: *Deutsches Ärzteblatt* 104 (34-35), S. 2328-2332

Beine, Karl H. (2003): »Homicides of patients in hospitals and nursing homes: a comparative analysis of case series.« In: *International Journal of Law and Psychiatry* 26, S. 373-386

Beine, Karl H. (2010): Krankentötungen in Kliniken und Heimen. Aufdecken und verhindern. Freiburg im Breisgau: Lambertus. Online verfügbar unter http://d-nb.info/1002350905/04

Beine, Karl H. (2011): Krankentötungen in Kliniken und Heimen. Aufdecken und verhindern. 2., überarb. Aufl. Freiburg im Breisgau: Lambertus. Online verfügbar unter http://www.lambertus.de/de/shop-details/krankentoetungen-in-kliniken-und-heimen,1028.html / http://deposit.d-nb.de/cgi-bin/dokserv?id=3876400&prov=M&dok_var=1&dok_ext=htm

Beine, Karl H. (2014): »Falsches Mitleid – tödliche Konsequenzen. Wie aus Helfern Täter werden.« In: Psychiatrische Praxis 41 (S 1), S. 63-68

Beine, Karl H. (2016): »Entlastungsmorde.« In: *Deutsches Polizeiblatt* 34 (4), S. 20-23

Berndt, Christina (2013): »Vorsicht Klinik. In deutschen Krankenhäusern regieren die Controller. Opfer sind Patienten und Angehörige. Die Berichte von traumatischen Erfahrungen häufen sich. Zeit zum Umdenken.« In: *Süddeutsche Zeitung,* 14.08.2013, S. 3

Berres, Irene (2014): »Sterberisiko der Patienten steigt mit Stress der Pfleger.« *SPIEGEL-ONLINE,* http://www.spiegel.de/gesundheit/diagnose/krankenpfleger-sterberisiko-der-patienten-steigt-mit-arbeitspensum-a-955474-druck.html

Bienstein, Christel (2015): »Allein verantwortlich für 52 Bewohner. Nachtschicht im Altenheim.« In: *Heilberufe* 67 (12), S. 8. DOI: 10.1007/ s00058-015-1843-3

Biermann, Alexandra; Geissler, Alexander (2013): Beatmungsfälle und Beatmungsdauer in deutschen Krankenhäusern. Eine Analyse von DRG-Anreizen und Entwicklungen in der Beatmungsmedizin. Hg. v. Reinhard Busse. Technische Universität Berlin. Berlin (Working Papers in Health Policy and Management). Online verfügbar unter https://www.mig.tu-berlin.de/fileadmin/a38331600/sonstiges/WPS_vol_7_final.pdf

Blum, Karl; Löffert, Sabine; Offermanns, Matthias; Steffen, Petra (2015): Krankenhausbarometer 2015. Hg. v. Deutsches Krankenhausinstitut. Online verfügbar unter http://www.dkgev.de/media/file/22328.2015 -12-07_Anlage_Krankenhaus-Barometer.pdf

Bohsem, Guido (2013): »Schlechte Diagnose für Kliniken. Union und SPD fordern einträchtig, das Honorar-System für Krankenhäuser zu ändern.« In: *Süddeutsche Zeitung,* 19.02.2013, S. 6

Bohsem, Guido (2013): »Schneller Griff zum Skalpell. In Deutschland wird häufiger operiert als in anderen Ländern.« In: *Süddeutsche Zeitung,* 24.08.2013, S. 5

Bohsem, Guido (2014): »Bettenschlacht. Deutschlands Kliniken sind nur zu 77 Prozent ausgelastet.« In: *Süddeutsche Zeitung,* 09.04.2014, S. 17

Bohsem, Guido (2016): »Eingeliefert und ausgeliefert.« In: *Süddeutsche Zeitung,* 23.06.2016, S. 4.

Bohsem, Guido; Ramelsberger, Annette (2016): »Klinikmorde werden zum Politikum. Der bereits verurteilte Krankenpfleger Niels H. gesteht, Dutzende weitere Menschen getötet zu haben. Behörden geben den Kliniken eine Mitschuld, Gesundheitsexperten fordern Konsequenzen.« In: *Süddeutsche Zeitung,* 23.06.2016, S. 1

Bourn, John; Taylor, Karen et al. (2005): A safer place for patients. Learning to improve patient safety. London: Stationery Office (2005-2006 [H.C.] 456)

Brandt, Klaus (2015): »Uniklinik Mannheim: Verdreckte Skalpelle könnten Zehntausende gefährdet haben. Die Uniklinik Mannheim hat vermutlich jahrelang Hygiene-Vorschriften für OP-Bestecke missachtet. Der Fall entwickelt sich zum beispiellosen Skandal.« *ZEIT-ONLINE,* http://www.zeit.de/wissen/gesundheit/2015-05/uniklinik-mannheim-hygiene-op-besteck

Literaturverzeichnis

Brandt, Klaus (2015): »Uniklinik Mannheim:Verschweigen statt aufklären. Eine Kommission soll den Hygieneskandal an der Uniklinik Mannheim aufklären. Doch die einzigen Hygiene-Experten in dem Gremium sind ausgetreten. Die Klinik schweigt.« ZEIT-ONLINE, http://www.zeit.de/wissen/gesundheit/2015-03/uniklinik-mannheim-hygiene-skandal

Buda, S.; Schweiger, B.; Buchholz, U.; Köpke, K.; Prahm, K.; Haas, W. (2015): Influenza-Wochenbericht. Hg. v. Robert-Koch-Institut. Online verfügbar unter https://influenza.rki.de/Wochenberichte/2014_2015 /2015-02.pdf

Bundesagentur für Arbeit (Hg.) (2015): Der Arbeitsmarkt in Deutschland - Fachkräfteengpassanalyse. Statistik/Arbeitsmarktberichterstattung. Online verfügbar unter http://statistik.arbeitsagentur.de/Navigation/Statistik/Arbeitsmarktberichte/Fachkraeftebedarf-Stellen/Fachkraeftebedarf-Stellen-Nav.html.

Calderone, Christian et al. (2016): Konsequenzen aus den Krankenhausmorden ziehen – Sonderausschuss zur Stärkung der Patientensicherheit einsetzen. Niedersächsischer Landtag, 17. Wahlperiode. Hannover (Drucksache 17/5790). Online verfügbar unter http://www.nilas.niedersachsen.de, zuletzt geprüft am 12.12.2016

Department of Reproductive Health and Research World Health Organization (2015): WHO Statement on Caesarean Section Rates (144). Online verfügbar unter http://vibwife.com/docs/WHO_RHR_ 15.02_eng.pdf

Deutsche Diabetes Gesellschaft (2016): Zu viele Fußamputationen in Deutschland: Experten fordern Zweitmeinungsverfahren und bessere Anreize für Fußrettung. Online verfügbar unter http://www.deutsche-diabetes-gesellschaft.de/presse/ddg-pressemeldungen/meldungen-detailansicht/article/zu-viele-fussamputationen-in-deutschland-experten-fordern-zweitmeinungsverfahren-und-bessere-anreiz.html

Deutsche Krankenhausgesellschaft (2015): Krankenhausstatistik. Hg. v. Deutsche Krankenhausgesellschaft, Berlin. Online verfügbar unter http://www.dkgev.de/media/file/22436.Foliensatz_Krankenhausstatistik_Stand_2015-12-14.pdf

Deutscher Ethikrat (Hg.) (2016): Patientenwohl als ethischer Maßstab für das Krankenhaus (Stellungnahme). Online verfügbar unter http://www.ethikrat.org/dateien/pdf/stellungnahme-patientenwohl-als-ethischer-massstab-fuer-das-krankenhaus.pdf

Dinesh, Sethi; Wood, Sara; Mitis, Francesco; Bellis, Mark; Penhale, Bridget; Marmolejo, Isabel Iborra et al. (2011): European report on preventing elder maltreatment. World Health Organisation. Online verfügbar unter http://www.euro.who.int/__data/assets/pdf_file/0010/144676/e95110.pdf

DocCheck News Redaktion (2015): Health Consumer Index: Deutschland sitzt nach. Health Consumer Powerhouse (HCP). Online verfügbar unter http://news.doccheck.com/de/76349/health-consumer-index-deutschland-sitzt-nach/#

Dolezalek-Frese, Anuschka et al. (2014): Kompensation von Personalausfällen in der Pflege. Ein Projekt der Bundesarbeitsgemeinschaft (BAG) Pflege im Krankenhau. Hg. v. Deutscher Berufsverband für Pflegeberufe e. V. – Bundesverband. Berlin. Online verfügbar unter https://www.dbfk.de/media/docs/expertengruppen/pflege-im-krankenhaus/BAG-PiK-Kompensation.pdf

Gibiec, Christiane (1990): Tatort Krankenhaus. Der Fall Michaela Roeder. Bonn: Dietz (Dietz-Taschenbuch, 36)

Görgen, T. (2000): »Gewalt gegen alte Menschen in stationären Pflegeeinrichtungen.« In: Fikentscher, R.; Jakob, W. (Hg.): Korruption, Reziprozität und Recht: Grundlagenwissenschaftliche und rechtsdogmatische Forschungsbeiträge. Bern: Stämpfli Verlag, S. 157-178

Görgen, Thomas; Bauer, Ruben; Fritsch, Nina; Greve, Werner; Herbst, Sandra; Kotlenga, Sandra et al. (2009): Sicherer Hafen oder gefahrvolle Zone. Kriminalitäts- und Gewalterfahrungen im Leben alter Menschen. Hg. v. Senioren Frauen und Jugend Bundesministerium für Familie. Online verfügbar unter http://www.bmfsfj.de/RedaktionBMFSFJ/Broschuerenstelle/Pdf-Anlagen/Kriminalit_C3_A4ts-Gewalterfahrungen-Leben-alter-Menschen-langfassung,property=pdf,bereich=bmfsfj,sprache=de,rwb=true.pdf

Gude, Hubert; Hackenbroch, Veronika; Jüttner, Julia (2016): »Die Schuld der anderen. Der Krankenpfleger Niels Högel tötete Patienten in Serie. Nun droht Klinikverantwortlichen der Prozess, weil sie ihn nicht gestoppt haben. Hinweise gab es genug.« In: *Der Spiegel,* 44/2016, S. 52-55

Hacker, Jörg (Hg.) (2016): Zum Verhältnis von Medizin und Ökonomie im deutschen Gesundheitssystem. 8 Thesen zur Weiterentwicklung zum Wohle der Patienten und der Gesellschaft. Zum Verhältnis von

Literaturverzeichnis

Medizin und Ökonomie im deutschen Gesundheitssystem. Berlin, 21. Januar. Nationale Akademie der Wissenschaften Leopoldina. Köthen (Anhalt): Druckhaus Köthen GmbH & Co.KG

Hanschke, Claudia (2015): Medizinische Versorgung am Lebensende noch zu häufig im Krankenhaus. Bertelsmann Siftung. Gütersloh (Faktencheck Gesundheit). Online verfügbar unter https://www.bertelsmann-stiftung.de/de/themen/aktuelle-meldungen/2015/november/medizinische-versorgung-am-lebensende-noch-zu-haeufig-im-krankenhaus/

Hardenberg, Nina von (2013): »Schnitt um Schnitt. Wieso operieren deutsche Ärzte so oft wie nie zuvor? Eine Geschichte über fatale Eingriffe, astronomische Kosten – und Patienten, die regelrechte Martyrien durchleiden.« In: *Süddeutsche Zeitung,* 03.04.2013, S. 3.

Henke, Rudolf (2016): »Arbeitsreicher Start.« In: Marburger Bund Zeitung, 22.01.2016. Online verfügbar unter https://www.marburger-bund.de/mbz/01-2016/kommentar/arbeitsreicher-start

Heukeroth, Hannah (2016): Gewalt gegen Pflegebedürftige und die Haltung zur aktiven Sterbehilfe des medizinischen und pflegerischen Personals. Masterarbeit. Universität Witten/Herdecke, Witten. Klinische Psychologie und Psychotherapiewissenschaft

Huhn, Siegfried (2014): Gewalt durch Pflegepersonal in Pflegeheimen. Häufigkeit, Formen und Prävention. München: GRIN Verlag GmbH

Isfort, M; Weidner, F (2010): Pflege-Thermometer 2009. Eine bundesweite Befragung von Pflegekräften zur Situation der Pflege und Patientenversorgung im Krankenhaus. Hg. v. Deutsches Institut für angewandte Pflegeforschung e.V. (dip). Köln. Online verfügbar unter http://www.dip.de

KH-CIRS-Netz Deutschland (Hg.) (2013): Fälle des Monats Juni 2013. Online verfügbar unter http://www.kh-cirs.de/faelle/juni13.html

KH-CIRS-Netz Deutschland (Hg.) (2014): Fälle des Monats Januar 2014. Online verfügbar unter http://www.kh-cirs.de/faelle/januar14.html

KH-CIRS-Netz Deutschland (Hg.) (2014): Fälle des Monats Juli 2014. Online verfügbar unter http://www.kh-cirs.de/faelle/juli14.html

KH-CIRS-Netz Deutschland (Hg.) (2015): Fälle des Monats Januar 2015. Online verfügbar unter http://www.kh-cirs.de/faelle/januar15.html

KH-CIRS-Netz Deutschland (Hg.) (2015): Fälle des Monats November 2015. Online verfügbar unter http://www.kh-cirs.de/faelle/november15.html

KH-CIRS-Netz Deutschland (Hg.) (2015): Fälle des Monats September 2015. Online verfügbar unter http://www.kh-cirs.de/faelle/september15.html

Kirsch-Mayer, Waltraud (2015): Medizin: Ex-Chef des Klinikums wechselt nach Berlin. DRK-Kliniken berufen Alfred Dänzer. Hg. v. morgenweb (10.12.2015). Online verfügbar unter https://www.morgenweb.de/mannheim/mannheim-stadt/drk-kliniken-berufen-alfred-danzer-1.2555892

Klauber, J.; Geraedts, M.; Friedrich, J.; Wasem, J. (2014): Krankenhaus-Report 2014. Schwerpunkt: Patientensicherheit / mit Online-Zugang zum Internetportal: www.krankenhaus-report-online.de. F.K.: Schattauer

Klauber, Jürgen; Augurzky, Boris (Hg.) (2010): Krankenhausreport 2010. Schwerpunkt: Krankenhausversorgung in der Krise? Stuttgart: Schattauer (Krankenhaus-Report, 2010)

Klauber, Jürgen; Brenner, Gerhard; Augurzky, Boris (Hg.) (2013): Krankenhausreport 2013. Schwerpunkt: Mengendynamik: mehr Menge, mehr Nutzen? [mit Online-Zugang]. Stuttgart: Schattauer (Krankenhaus-Report, 2013). Online verfügbar unter http://www.socialnet.de/rezensionen/isbn.php?isbn=978-3-7945-2884-4

Klinikum Oldenburg (22.03.2001): 10.000te Herzoperation mit Herz-Lungen-Maschine. Barbara Delvalle. Online verfügbar unter https://www.klinikum-oldenburg.de/de/oeffentlichkeit/presse/pressearchiv/20991231_10_000te_herzoperation_mit_herz_lungen_maschine.html

Krog, Stefan (2015): »Streit um Klinikum-Kurs. Früherer Chefarzt sieht Patienten in Gefahr.« In: *Augsburger Allgemeine,* 10.03.2015, S. 31.

Krogmann, Karsten; Seng, Marco (2016): »Warum stoppte niemand Niels Högel? Niels Högel aus Wilhelmshaven wird vermutlich als größter Serienmörder der Nachkriegszeit in die deutsche Geschichte eingehen. Der ehemalige Krankenpfleger steht im Verdacht, bis zu 200 Patienten zu Tode gespritzt zu haben; rund 30 Tötungen und 60 Tötungsversuche hat er bislang zugegeben.« In: NWZ-Online, http://live.nwzonline.de/Article/874900-Krankenhaus-Morde-Warum-stoppte-niemand-Niels-H.

Landgericht Berlin, vom 04.11.1996, Aktenzeichen 529-8/96, S. 1-20

Landgericht Berlin, Urteil vom 29.06.2007, Aktenzeichen (522) 1 Kap Js 1904/06 Ks (1/07), S. 1-54

Landgericht Kempten, Urteil vom 20.11.2006, Aktenzeichen 1 Ks 212 Js 1408/04, S. 1-130

Landgericht Oldenburg, Urteil vom 22.12.2006, Aktenzeichen 5 Ks 7/06, S. 1-34

Landgericht Oldenburg, Urteil vom 23.06.2008, Aktenzeichen 4 Ks 1/07, S. 1-29

Landgericht Oldenburg, Urteil vom 09.04.2015, Aktenzeichen 5 Ks 1/14, S. 1-45

Maio, Giovanni (Hg.) (2012): Macht und Ohnmacht des Wortes. Ethische Grundfragen einer personalen Medizin – Festschrift zum 70. Geburtstag von Dietrich von Engelhardt. Göttingen: Wallstein-Verlag

Maisch, H. (1997): Patiententötungen. Dem Sterben nachgeholfen. München: Kindler. Online verfügbar unter http://www.gbv.de/dms/hbz/toc/ht008168683.pdf

Maischberger, Sandra (2016): »Niels H. – Warum wird ein Krankenpfleger zum Serienmöder?« In: Maischberger. ARD, 13.07.2016. Online verfügbar unter http://www.daserste.de/unterhaltung/talk/maischberger/videos/filter-menschen-bei-maischberger-alle-videos-104~_seite-2.html

Manouguian, Maral-Sonja; Stöver, Jana; Verheyen, Frank; Vöpel, Henning (2010): Qualität und Effizienz der Gesundheitsversorgung im internationalen Vergleich. Hg. v. Hamburgisches WeltWirtschaftsInstitut (HWWI). Online verfügbar unter https://www.tk.de/centaurus/servlet/contentblob/275932/Datei/1870/Manouguian-Qualit%C3%A4t-und-Effizienz-Gesundheitsversorgung-internationaler-Vergleich-2010.pdf

Miller, Marlene R.; Robinson, Karen A.; Lubomski, Lisa H.; Rinke, Michael L.; Pronovost, Peter J. (2007): Medication errors in paediatric care: a systematic review of epidemiology and an evaluation of evidence supporting reduction strategy recommendations. In: Quality & safety in health care 16 (2), S. 116-126. DOI: 10.1136/qshc.2006.019950

Müller, Daniel (2015): »Der Berufskiller. Unter den Augen von Kollegen und Chefs wurde der Krankenpfleger Niels H. zum Serienmörder. Er könnte mehr als 200 Menschen umgebracht haben. Ein monströser Ausnahmetäter? Keineswegs.« In: *Die Zeit* 70, 19.02.2015 (8), S. 15-17

Neidhart, Christoph (2016): »Eine andere Welt. In Japan tötet ein Mann 19 Bewohner eines Behindertenheims.« In: *Süddeutsche Zeitung,* 27.07.2016, S. 8.

N.N.: Pflegeheime in Deutschland (Anzahl). Online verfügbar unter https://www.destatis.de/DE/ZahlenFakten/GesellschaftStaat/Gesundheit/Pflege/Tabellen/PflegeeinrichtungenDeutschland.html;jsessionid=E24A304C60D63CA997D94A7DEB4EB365.cae2

N.N. (2009): Heimbewohner misshandelt. Bewährung für einen Altenpfleger. Kölnische Rundschau online, http://www.rundschau-online.de/heimbewohner-misshandelt-bewaehrung-fuer-einen-altenpfleger-11536366

N.N. (2012): »Klinikärzte operieren aus Geldgier mehr Patienten als nötig.« Focus-online, http://www.focus.de/gesundheit/arzt-klinik/news/aok-krankenhausreport-prangert-an-klinikaerzte-operieren-aus-geldgier-mehr-patienten-als-noetig_aid_877159.html

N.N. (2012): »Krankenpfleger sollen Dutzende Patienten getötet haben.« *SPIEGEL-ONLINE,* http://www.spiegel.de/panorama/justiz/0,1518, 822110,00.html

N.N. (2013): »Pflegerin drückte 91-Jähriger Decke aufs Gesicht.« *SPIEGEL-ONLINE,* http://spiegel.de/panorama/justiz/altenheim-pflegerin-drueckte-91-jaehriger-decke-aufs-gesicht-a-883632.html

N.N. (2016): Informationsseiten für den öffentlichen Dienst. Übersicht der Tarifverträge und Besoldungsordnungen. Online verfügbar unter http://oeffentlicher-dienst.info

N.N. (2016): »Totschläger darf nicht als Krankenpfleger arbeiten. Gericht befasst sich mit dem spektakulären Gütersloher Fall aus den 90er Jahren.« In: *Neue Westfälische,* 25.08.2016

Nohn, Corinna (2012): Bürokratie frisst Milliarden. Krankenkassen wenden ein Viertel aller Gesundheitsausgaben für Verwaltung auf. In: *Süddeutsche Zeitung,* 03.01.2012 (München), S. 6

Osterloh, Falk (2012): »Der Beratungbedarf ist riesig. Psychische und körperliche Gewalt ist vielerorts noch ein Tabuthema.« In: *Deutsches Ärzteblatt* 109 (26), S. 1362

Pillemer, K.; Moore, D.W. (1989): »Abuse of Patients in Nursing Homes. Findings from a Survey of Staff.« In: *The Gerontologist* 29 (3), S. 314-320

Pillemer, Karl; Burnes, David; Riffin, Catherine; Lachs, Mark S. (2016):

»Elder Abuse: Global Situation, Risk Factors, and Prevention Strategies.« In: *The Gerontologist* 56 Suppl 2, S. 205

Ramelsberger, Annette (2016): »Suchen nach dem Kick. Der Krankenpfleger und verurteilte Mörder Niels H. hat nach neuen Erkenntnissen wohl mindestens 33 Menschen umgebracht. Es wäre die größte Mordserie der deutschen Nachkriegsgeschichte.« In: *Süddeutsche Zeitung*, 23.06.2016, S. 8

Ramelsberger, Annette (2016): »Organversagen. Der Pfleger Niels Högel konnte zum Massenmörder werden, weil niemand genau hinsah.« In: *Süddeutsche Zeitung*, 14.07.2016, S. 3

Ridder, Michael de (2015): Welche Medizin wollen wir? Warum wir den Menschen wieder in den Mittelpunkt ärztlichen Handelns stellen müssen. 1. Aufl. München: DVA.

Rögener, Wiebke (2010): »Ärzte beichten zu wenig.« SZ-online, www.sueddeutsche.de/leben/mediziner-fehler-aerzte-beichten-zu-wenig-1.922201

Roll, Evelyn (2012): »Totgespart. Operation gelungen, Patient in Gefahr. Warum gibt es in Krankenhäusern zu viele Keime und zu wenig Personal? Eine Überlebensgeschichte aus der Berliner Charité.« In: *Süddeutsche Zeitung*, 03.11.2012, S. 3

Rost, Christian (2016): »Trauma im Kreißsaal. Aus Ärger über ihre Chefs verabreichte eine Hebamme Schwangeren Medikamente zur Blutverdünnung. Die Frauen gerieten in Lebensgefahr und erlebten schreckliche Stunden. Die Täterin muss 15 Jahre in Haft.« In: *Süddeutsche Zeitung*, 29.10.2016 (Wolfratshausen), R 3

Rückert, S. (2002): Tote haben keine Lobby. Die Dunkelziffer der vertuschten Morde. 2. Aufl. München: Econ-Taschenbuch, 36323. Online verfügbar unter http://www.gbv.de/dms/faz-rez/F1820001017601228.pdf

Sänger, Susanne; Stüwe, Ursula; Brandenburg, Paul; Scheele, Michael; Wiesing, Urban (2012): »Manifest für eine menschliche Medizin.« Online verfügbar unter http://www.zeit.de/2012/39/Manifest-fuer-eine-menschliche-Medizin

Schäufele, Martina; Bickel, Horst (2016): Zusammenfassung einer repräsentativen Studie zu kognitiven Störungen und Demenz in den Allgemeinkrankenhäusern von Baden-Württemberg und Bayern. Hg. v. Robert-Bosch-Stiftung. Online verfügbar unter http://www.bosch-stiftung.de/content/language1/downloads/Studie_Demenz_im_Akutkrankenhaus.pdf

Schneider, J. (2011): »Selbstmord einer Krebsärztin.« In: *Süddeutsche Zeitung*, 26.01.2011, S. 12

Schönstein, Michael (2013): OECD Gesundheitsbericht: Hohe Behandlungszahlen und demografischer Wandel stellen deutsches Gesundheitssystem vor Herausforderung. Hg. v. OECD. Paris/Berlin. Online verfügbar unter https://www.oecd.org/germany/Health-at-a-Glance-2013-Press-Release-Germany_in-German.pdf

Schrep, Bruno (2013): »Nimm mal die Flossen weg. Eine Altenpflegerin, die eine Heimbewohnerin misshandelt und beleidigt haben soll, kommt jetzt vor Gericht. Die Söhne des Opfers hatten die Übergriffe heimlich gefilmt. Die Pflegerin beteuert: ›Ich will Menschen helfen.‹« In: *Der Spiegel* 47/2013, S. 36-38

Simon, Michael (2001): Die Ökonomisierung des Krankenhauses. Der wachsende Einfluss ökonomischer Ziele auf patientenbezogene Entscheidungen. Berlin (Veröffentlichungsreihe der Arbeitsgruppe Public Health Wissenschaftszentrum Berlin für Sozialforschung). Online verfügbar unter http://f5.hs-hannover.de/fileadmin/media/doc/f5/personen/simon_michael/Simon_2001_OEkonomisierung_des_KH_P01-205_.pdf

Simon, Michael (2008): Personalabbau im Pflegedienst der Krankenhäuser. Hintergründe – Ursachen – Auswirkungen. 1. Aufl. Bern: Huber (Verlag Hans Huber, Programmbereich Gesundheit. Studien zur Gesundheits- und Pflegewissenschaft)

Simon, Michael (2014): Personalbesetzungsstandards für den Pflegedienst der Krankenhäuser: Zum Stand der Diskussion und möglichen Ansätzen für eine staatliche Regulierung. Ein Diskussionsbeitrag der Hochschule Hannover. Online verfügbar unter https://www.google.de/#-q=Personalbesetzungsstandards+f%C3%BCr+den+Pflegedienst+-der+Krankenh%C3%A4user:+

Statistisches Bundesamt (Hg.) (2009): 393 000 Pflegekräfte für 17,2 Millionen Krankenhauspatienten. Online verfügbar unter http://www.destatis.de/jetspeed/portal/cms/Sites/destatis/Internet/DE/Presse/pm/2009/05/PD09_174_231,templateId=renderPrint.psml

Statistisches Bundesamt (Hg.) (2013): Krankenhausbetten: Deutschland ist EU-Spitzenreiter. Krankenhausbetten 2011 je 100.00 Einwohner.

Literaturverzeichnis

Online verfügbar unter https://www.destatis.de/Europa/DE/Thema/BevoelkerungSoziales/Gesundheit/Krankenhausbetten.html, zuletzt geprüft am 14.12.2016

Statistisches Bundesamt (2014): Gesundheit Personal. Wiesbaden (Fachserie 12 Reihe 7.3.1 – 2014). Online verfügbar unter https://www.destatis.de/DE/Publikationen/Thematisch/Gesundheit/Gesundheitspersonal/PersonalPDF_2120731.pdf?_blob=publicationFile, zuletzt aktualisiert am 27.01.2016, zuletzt geprüft am 13.12.2016

Statistisches Bundesamt (Hg.) (30.06.2016): 2015: Mehr Geburten, Sterbefälle und Eheschließungen. Online verfügbar unter https://www.destatis.de/DE/PresseService/Presse/Pressemitteilungen/2016/06/PD16_225_126pdf.pdf;jsessionid=55657AF60149D1D37695101287EB0FD3.cae1?_blob=publicationFile

Steiche, Norbert (2016): »Aufsichtsbehörden reagieren auf Pflegeskandal in Seniorenresidenz.« In: Bayerischer Rundfunk, 25.11.2016. Online verfügbar unter https://www.br.de/nachrichten/unterfranken/inhalt/seniorenresidenz-untermerzbach-pflegeskandal-reaktion-behoerden-100.html

Tammen-Parr, Gabirele et al.: Pflege in Not. Beratungstelefon. Beratungs- und Beschwerdestelle bei Konflikt und Gewalt in der Pflege älterer Menschen. Online verfügbar unter http://www.pflege-in-not.de/

Wehkamp, Karl-Heinz; Naegler, Heinz (2014): Die Ökonomisierung der Medizin. Ursachen, Instrumente und Folgen. Universität Bremen. Online verfügbar unter http://www.socium.uni-bremen.de/uploads/Veranstaltungen/2014/140620_Naegler_Wehkamp_Okonomisierung_der_Medizin.pdf

Woratschka, Rainer (2016): »Klinikmorde in Delmenhorst: Gröhe warnt vor Kontrollwahn in Krankenhäusern.« Der Tagesspiegel online, http://www.tagesspiegel.de/politik/klinikmorde-in-delmenhorst-groehe-warnt-vor-kontrollwahn-in-krankenhaeusern/13777160.html

Dank

Jeanne Turczynski

Ein Dank geht an CP, den kritischen ersten Leser.

Danke JR, die an dieses Projekt geglaubt hat, lange bevor ich das tat.

Ohne die tatkräftige Unterstützung von Angehörigen der Opfer wäre dieses Buch nicht zustande gekommen. Ihnen gelten mein besonderer Dank und mein Mitgefühl.

Karl H. Beine

Die Anregung zur Beschäftigung mit diesem abgründigen Thema habe ich von Klaus Dörner bekommen – vor 25 Jahren. Er war damals Klinikchef in Gütersloh. In seinem Haus hat sich eine Tötungsserie abgespielt. Seine (selbst)kritische Art der Auseinandersetzung mit dieser Last war für mich Motivation und Auftrag zugleich. Ich bin ihm dankbar.

Ohne Andrea wäre gar nichts gegangen – merci vielmals!